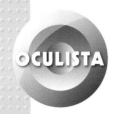 **編集企**

JN115606

　斜視は運動面と感覚面の両方を併せ持つ疾患であり，画像や計測データのみで評価・診断することができないところが難しい点である．本企画では，まず，従来から行われてきた斜視の基本検査を理論まで掘り下げて説明したうえで，現在，金沢大学で行っている斜視検査の実際を視能訓練士が述べる．斜視診療の対象は乳幼児から高齢者まで広範囲であるが，検査の基本的な流れは同じであり，まず検査を理解し，得られた結果を正しく読み取ることが大切であり，基本となる．

　乳児内斜視においては，立体視の獲得は困難であると考えられていたが，1994年に超早期手術を行った結果，正常立体視の獲得例が報告された．矢ヶ﨑悌司先生に乳児内斜視診療の実際とポイントを豊富な経験を基に述べていただく．視機能の発達段階である小児の斜視診療では，器質的疾患の鑑別，弱視の検出等が重要であり，仁科幸子先生にその実際を解説していただく．成人の斜視診療では，小児とは異なり複視・眼精疲労整容的問題での受診動機が多く，機器を使った正確な検査が可能となる．機能面と整容面での改善を視野に入れた成人の斜視診療の実際を四宮加容先生が述べられる．また，我が国は超高齢化社会に入り，虚血性眼運動神経麻痺が多くみられる．増田明子先生・木村亜紀子先生には，麻痺性斜視の原因，経過と予後，治療，そして各眼球運動神経麻痺について詳しく解説いただく．

　2000年，横山らは強度近視性固定内斜視の病因が筋円錐からの眼球亜脱臼であることを解明した．上外直筋結合術（横山法）により眼位と眼球運動が改善される．これについては山口　真先生に詳しく解説いただく．また，2009年には眼窩プーリーが加齢により変性し進行すると Sagging eye syndrome（SES）を呈することが報告された．後関利明先生には SES について詳しく解説いただく．強度近視性固定内斜視と SES の関連性を含め，今後それらの病態のさらなる解明を期待するところである．

　斜視との鑑別が必要な疾患として，彦谷明子先生には偽斜視について解説いただき，二次的に斜視が生じた感覚性斜視についても述べていただく．高﨑裕子先生と長谷部佳世子先生には，内斜視，外斜視におけるプリズムアダプテーションテスト（PAT）の概要と実際を，症例を挙げて説明していただく．成人の外斜視の術前にプリズム眼鏡を装用することによって，手術後のシミュレーションを行うことは大変重要である．

　最後に，根岸貴志先生に斜視のトピックスとして，米国における間欠性外斜視の多施設スタディの結果，Duane 症候群Ⅳ型，いわゆるスマホ内斜視等を紹介いただく．斜視の知識をアップデートし，エビデンスに基づいた斜視治療を発展させていきたい．

　本特集は斜視の基本から実践までをそれぞれのエキスパートにご執筆いただいた．より安全・確実な斜視診療のために役立てていただければ幸いである．

2020年11月

杉山能子

KEY WORDS INDEX

WRITERS FILE
(50音順)

宇田川さち子
（うだがわ さちこ）

2006年	神戸総合医療介護福祉専門学校視能訓練士科卒業 獨協医科大学越谷病院眼科
2007年	金沢大学附属病院眼科
2009年	獨協医科大学越谷病院眼科
2011年	金沢大学附属病院眼科
2014年	同大学大学院医薬保健学総合研究科医科学専攻視覚科学，修士課程修了
2018年	同科脳科学専攻視覚科学，医学博士課程修了

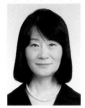

杉山 能子
（すぎやま よしこ）

1988年	滋賀医科大学卒業 同大学眼科，研修医
1990年	公立甲賀病院眼科
1991年	滋賀医科大学眼科，助手
1993年	滋賀県立小児保健医療センター眼科
2003年	川崎医療福祉大学感覚矯正学科，教授
2005年	金沢大学眼科

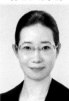

彦谷 明子
（ひこや あきこ）

2001年	浜松医科大学卒業 同大学眼科入局
2003年	掛川市立総合病院
2009年	浜松医科大学大学院博士課程修了 同大学，助手
2010年	米国インディアナ大学留学
2011年	浜松医科大学，講師
2019年	同，病院准教授

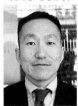

後関 利明
（ごせき としあき）

2001年	北里大学卒業 同大学眼科学教室入局
2013年	同大学メディカルセンター，眼科科長
2014年	同大学医学部眼科，講師
2015～16年	Jules Stein Eye Institute, UCLA, Visiting physician
2017年	日本神経眼科学会，事務局長
2018～19年	Jules Stein Eye Institute, UCLA, Clinical fellow
2019年	日本弱視斜視学会，理事
2020年	国際医療福祉大学熱海病院眼科，准教授

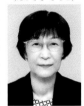

高﨑 裕子
（たかさき ひろこ）

1978年	国立大阪病院附属視能訓練学院卒業 川崎医科大学附属病院眼科
1980年	岡山大学医学部附属病院眼科
1992年	医療法人社団聖約会佐藤眼科医院
2004年	川崎医療福祉大学医療技術学部感覚矯正学科，准教授
2012年	金沢大学大学院医学系研究科脳医科学専攻修了，博士（医学）
2013年	川崎医療福祉大学医療技術学部感覚矯正学科，教授
2019年	同大学リハビリテーション学部視能療法学科，特任教授

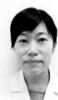

増田 明子
（ますだ あきこ）

2001年	兵庫医科大学卒業 同大学眼科入局
2008年	同，助教
2015年	同，学内講師
2017年	同，退職 同，非常勤医師 西宮回生病院眼科，部長
2020年	兵庫医科大学眼科，助教

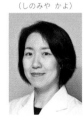

四宮 加容
（しのみや かよ）

1995年	愛媛大学卒業 徳島大学眼科入局
1997年	徳島県立中央病院眼科
1999年	徳島大学附属病院眼科，助手
2007年	同大学眼科，講師

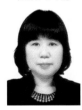

仁科 幸子
（にしな さちこ）

1989年	慶應義塾大学卒業 同大学眼科学教室入局
1990年	川崎市立川崎病院眼科
1992年	国立東京第二病院眼科
1994年	国立小児病院眼科，眼科専門医取得
2001年	学位取得
2002年	国立研究開発法人国立成育医療研究センター眼科
2018年	同，医長

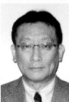

矢ヶ﨑悌司
（やがさき ていじ）

1981年	岐阜大学卒業
1985年	名古屋大学大学院修了 同大学，助手
1990年	米国 Indiana 大学小児眼科・斜視，clinical fellow-ship
1991年	名古屋大学，助手
1993年	同大学，講師
1995年	眼科やがさき医院，院長 JCHO 中京病院眼科，非常勤医
2004年	日本弱視斜視学会，理事
2016年	同，副理事長

根岸 貴志
（ねぎし たかし）

2001年	信州大学卒業 順天堂大学眼科
2005年	埼玉県立小児医療センター眼科
2008年	浜松医科大学眼科
2011年	Indiana 大学（米），Great Ormond Street Hospital（英），Singapore National Eye Centre（シンガポール），臨床留学 順天堂大学眼科，助教
2014年	同，准教授

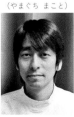

山口 真
（やまぐち まこと）

1999年	大阪市立大学眼科入局
2000年	石切生喜病院眼科
2001年	十三市民病院眼科
2003年	大阪市立総合医療センター眼科
2005年	大阪市立大学附属病院，病院講師
2011年	同大学大学院医学研究科視覚病態学，講師
2012年	Moorfields Eye Hospital 留学，在外研究員
2014年	山口眼科，院長
2017年	医療法人真山会，理事長

前付 3

斜視─基本から実践まで─

編集企画／金沢大学非常勤医員　杉山能子

Monthly Book
OCULISTA
編集主幹／村上　晶　高橋　浩

CONTENTS

No.93 / 2020. 12 ◆目次

「OCULISTA」とはイタリア語で眼科医を意味します．

2019-2021
全国の認定医学書専門店一覧

北海道・東北地区

北海道	東京堂書店・北24条店
	昭和書房
宮城	アイエ書店
秋田	西村書店・秋田支店
山形	髙陽堂書店

関東地区

栃木	廣川書店・獨協医科大学店
	廣川書店・外商部
	大学書房・獨協医科大学店
	大学書房・自治医科大学店
群馬	廣川書店・高崎店
	廣川書店・前橋店
埼玉	文光堂書店・埼玉医科大学店
	大学書房・大宮店
千葉	志学書店
東京	文光堂書店・本郷店
	文光堂書店・外商部
	文光堂書店・日本医科大学店
	医学堂書店
	稲垣書店
	文進堂書店
	帝京ブックセンター（文進堂書店）
	文光堂書店・板橋日大店
	文光堂書店・杏林大学医学部店
神奈川	鈴文堂

東海・甲信越地区

山梨	明倫堂書店・甲府店
長野	明倫堂書店
新潟	考古堂書店
	考古堂書店・新潟大学医歯学総合病院店
	西村書店
静岡	ガリバー・浜松店
愛知	大竹書店
	ガリバー・名古屋営業所
三重	ワニコ書店

近畿地区

京都	神陵文庫・京都営業所
	ガリバー・京都店
	辻井書院
大阪	神陵文庫・大阪支店
	神陵文庫・大阪サービスセンター
	辻井書院・大阪歯科大学天満橋病院売店
	関西医書
	神陵文庫・大阪大学医学部病院店
	神陵文庫・大阪医科大学店
	ワニコ書店
	辻井書院・大阪歯科大学楠葉学舎売店
	神陵文庫・大阪府立大学羽曳野キャンパス店
兵庫	神陵文庫・本社
奈良	奈良栗田書店・奈良県立医科大学店
	奈良栗田書店・外商部
和歌山	神陵文庫・和歌山営業所

中国・四国地区

島根	島根井上書店
岡山	泰山堂書店・鹿田本店
	神陵文庫・岡山営業所
	泰山堂書店・川崎医科大学店
広島	井上書店
	神陵文庫・広島営業所
山口	井上書店
徳島	久米書店
	久米書店・医大前店

九州・沖縄地区

福岡	九州神陵文庫・本社
	九州神陵文庫・福岡大学医学部店
	井上書店・小倉店
	九州神陵文庫・九州歯科大学店
	九州神陵文庫・久留米大学医学部店
熊本	金龍堂・本荘店（外商）
	金龍堂・まるぶん店
	九州神陵文庫・熊本出張所（外商）
	九州神陵文庫・熊本大学医学部病院店
大分	九州神陵文庫・大分営業所
	九州神陵文庫・大分大学医学部店
宮崎	田中図書販売（外商）
	メディカル田中
鹿児島	九州神陵文庫・鹿児島営業所

＊医学書専門店の全店舗(本・支店,営業所,外商部)が認定店です。各書店へのアクセスは本協会ホームページから可能です。

2020.10作成

　日本医書出版協会では上記書店を医学書の専門店として認定しております。本協会認定証のある書店では，医学・看護書に関する専門的知識をもった経験豊かな係員が皆様のご購入に際して，ご相談やお問い合わせに応えさせていただきます。
　また正確で新しい情報を常にキャッチし，見やすい商品構成などにも心がけて皆様をお迎えいたします。医学書・看護書をご購入の際は，お気軽に，安心して認定店をご利用賜りますようご案内申し上げます。

JMPA 一般社団法人
日本医書出版協会
https://www.medbooks.or.jp

〒113-0033
東京都文京区本郷5-1-13 KSビル7F
TEL (03)3818-0160　　FAX (03)3818-0159

MB OCULI. No. 93 : 1−11, 2020

特集／斜視―基本から実践まで―

斜視検査

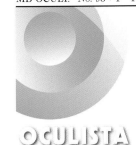

宇田川さち子[*1]　花形麻衣子[*2]
宮内あゆみ[*3]　髙橋香菜[*4]

Key Words : 遮閉試験(cover test), 眼球運動検査(eye movement test), Hess 赤緑試験(Hess screen test), 立体視検査(stereo test), Bagolini 線条レンズ試験(Bagolini striated glasses test)

Abstract : 斜視検査には, 運動面を評価するための眼位検査, 眼球運動検査, 感覚面を評価するための両眼視機能検査, 抑制や網膜対応検査がある. 遮閉試験は, 斜視の有無, 頻度, 角度を把握するうえで最も重要な検査である. 定性的な遮閉試験, 斜視角を定量するプリズム遮閉試験がある. 眼球運動検査は, 視診によって左右眼の眼球運動制限や過動がどの視方向で認められるかを確認する方法と Hess 赤緑試験がある. 両眼視機能検査の一つである立体検査には種類があり, 被検者の理解力, 眼位や角度により選択することで, より正確に程度を調べることができる. 代表的な検査方法としては, Lang stereotest Ⅰと Titmus stereo tests がある. 網膜対応検査は, 特に斜視手術後の両眼視機能の状態や複視を予測するうえで重要な検査であり, 日常視に近い条件の検査から両眼分離効果が強く日常視からかけ離れている条件の検査までさまざまな種類がある. 最も日常視に近く, 臨床で簡単に行える検査は Bagolini 線条レンズ試験である.

はじめに

　斜視は眼位の異常であるが, この「眼位の異常」は氷山の一角であり, 感覚面の異常や運動面の異常を伴う一種の症候群であるとされている. そのため, 斜視検査には, 運動面を評価するための眼位検査, 眼球運動検査, 感覚面を評価するための両眼視機能検査, 抑制や網膜対応検査がある. 本稿では, 眼位検査, 眼球運動検査, 両眼視機能検査の一つである立体視検査, 網膜対応検査について整理する.

眼位検査

　眼位検査は, 斜視の分類や程度を調べる検査で, 定性検査と定量検査に分類される. 定性検査には遮閉試験(cover test)・遮閉-遮閉除去試験(cover-uncover test)・交代遮閉試験(alternate cover test)がある. 定量検査には, Hirschberg 法(図1), Krimsky 法, simultaneous prism cover test(同時プリズム遮閉試験), single prism cover test, alternate prism cover test(交代プリズム遮閉試験)等がある. 本稿では, 主に遮閉試験とプリズム遮閉試験について説明する.

　種々の遮閉試験は一連の流れとして行うことが多い. そのため, それぞれがどのような目的で行われるかを整理しておく必要がある(図2).

　遮閉試験を行う際に使用する固視標は日常眼位を測定するため, 調節視標を用いることが大切で

*1 Sachiko UDAGAWA, 〒920-8641　金沢市宝町13-1　金沢大学附属病院眼科
*2 Maiko HANAGATA, 同
*3 Ayumi MIYAUCHI, 同
*4 Kana TAKAHASHI, 同

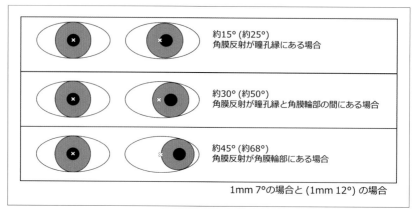

図 1. Hirschberg 法
眼前 30 cm の光源を固視させ，角膜反射位置から眼位の定性，顕性斜視角のおおまかな定量を行う方法．両眼の角膜反射が瞳孔の中心にある場合を正位とし，顕性斜視により片眼の反射が中心にない場合は，中心からのずれの程度でおおまかな斜視角の定量を行う．

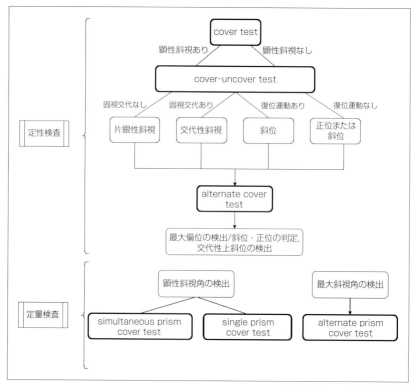

図 2. 眼位検査の手順
定性検査と定量検査の種類と目的を示した．

ある[1]．調節視標はランドルト環の 0.6 程度のものを用いる．特に集中力の続かない小児の検査の場合は，興味を引くような絵やキャラクターの固視標を使用する等の工夫が必要である．近見眼位を測定する場合は，被検者に固視標を持ってもら

う，検眼枠に固視標をクリップ等で固定し検者が装用する，マイクスタンド等を用意し，固視標を設置する等の方法がある．遠見，近見のいずれの測定の際にも，被検者の眼の高さに固視標を置くことが重要である．遮閉具は完全に遮閉を行える

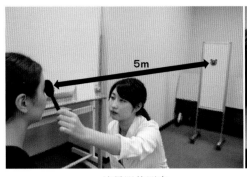 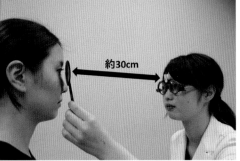

a．遠見眼位測定　　　　　　　　　　　b．近見眼位測定

図 3．眼位検査時のポイント
遠見眼位は 5 m の距離にて，被検者の眼の高さに調節視標を呈示し検査を行う．
検査時は検者の頭で視標が隠れないように注意する．
近見眼位は約 30 cm の距離にて，被検者の眼の高さに調節視標を呈示し検査を行う．
近見眼位測定時は距離が変わりやすいため，注意する必要がある．

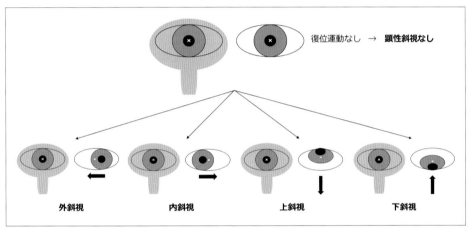

図 4．遮閉試験(cover test)
顕性の斜視の有無を検出するために用いられる．

ように不透明の黒いものを使用する(図 3)．交代性上斜位等で，遮閉下の眼位の観察を行いたい場合は半透明の遮閉具を用いる．

1．遮閉試験(cover test)

顕性斜視の有無を調べる定性検査である．両眼開放下で，固視標を固視してもらい，固視眼を遮閉したときの非固視眼の眼球の動きを観察し，定性する．そのため，遮閉試験は中心固視があり，固視の持続が可能な被検者に行われる．

遮閉しても非固視眼が動かない場合には顕性斜視はない．非固視眼が内から外へ動く場合は内斜視，外から内へ動く場合は外斜視となる．上下斜視の場合も，上から下へ動く場合は上斜視，下から上へ動く場合は下斜視となる(図 4)．

2．遮閉−遮閉除去試験(cover-uncover test)

遮閉試験後，遮閉を除去したときの眼球の動き(復位運動)を観察する定性検査で，斜視の種類や斜位の定性を行う(図 5)．

a）遮閉試験で斜視があった場合：片眼性斜視か交代性斜視かを観察．

b）遮閉試験で斜視がなかった場合：斜位の有無を観察．復位運動があった場合は斜位，復位運動がなかった場合は斜位または正位となる．

3．交代遮閉試験(alternate cover test)

両眼を交代に遮閉し，斜位を含む最大の眼位ずれを定性する方法．交代遮閉は両眼開放の状態を作らないよう素早く行い，遮閉−遮閉除去試験で

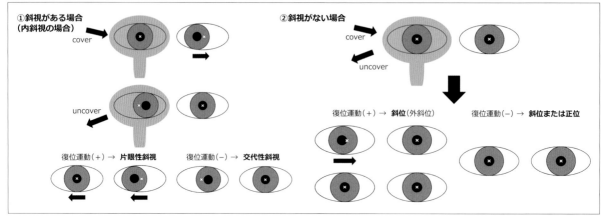

図 5. 遮閉-遮閉除去試験(cover-uncover test)
斜視がある場合は，片眼性の斜視か交代性の斜視かを調べるために行う．
顕性斜視がない場合は，斜位の有無を調べるために行う．

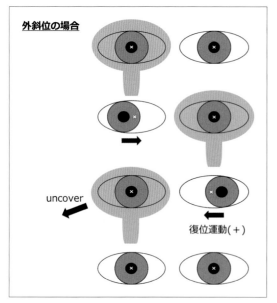

図 6. 交代遮閉試験(alternate cover test)
斜位を含む最大の眼位ずれを調べるために行う．
交代遮閉試験でも復位運動がみられない場合は
正位となる．

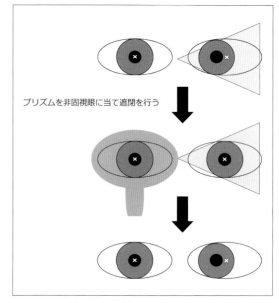

図 7. Single prism cover test
非固視眼にプリズムを当て，固視眼を遮閉した
ときの眼球の動きを確認する検査

は検出のできない融像除去眼位を調べる．交代遮
閉試験でも復位運動がみられない場合は正位とな
る(図 6)．

4. Single prism cover test

顕性斜視角を定量する方法である．非固視眼に
プリズムを当て固視眼を遮閉し，非固視眼の動き
がなくなったプリズムの値が顕性斜視角となる[2]
(図 7)．両眼を開放する時間があるため，輻湊の
介入を防ぎ定量することができる．そのため内斜
視の定量に用いられる．検査は両眼開放の時間を

長く，遮閉時間を短くすることが大切である．

5. 交代プリズム遮閉試験(alternate prism cover test)

斜位も含む最大斜視角を定量する方法である．
非固視眼にプリズムを当て，交代遮閉を行い，内
斜視・上下斜視の場合は，眼球の動きがなくなっ
た値を，外斜視の場合は眼球の動きが逆転する手
前の値を最大偏位量とする．検査は遮閉を長く(2
秒程度)，交代遮閉を素早く行い，プリズムの度数
を変更する場合は，両眼開放の状態を作らないよ

うに注意し，融像除去眼位を定量する．外斜視の場合，融像除去眼位の定量をすることで最大斜視角が検出できる．遮閉が短かったり，両眼開放の状態にしたりしてしまうと，眼位の過少評価につながるため注意が必要である．しかし，内斜視の場合は，交代遮閉を続けると必要以上の調節性輻湊を誘発し，斜視角が増加しやすくなるため注意が必要である[2]．

眼球運動検査

眼球運動検査は，左右眼において眼球運動制限や過動がどの視方向で認められるかを確認するために行い，眼球運動障害による斜視や複視が疑われる場合にも有用である．視診による方法とHess赤緑試験について説明する．

1．視　診

検者は被検者の正面に眼の高さを合わせて座る．正確な眼球運動機能評価のために頭位に注意し，正中位の状態で行う[3)4)]．第1眼位，第2眼位，第3眼位の順で視標を被検者に追視させ，眼球運動を確認する[4)]．水平第2眼位では，視標を呈示する位置が被検者の眼の高さからずれないようにし，外転眼のみでなく，内転眼の下斜筋過動の有無や眼瞼の変化も観察する．第2,3眼位において，上眼瞼の形状によっては下斜筋過動のようにみえてしまう症例もある．そのため，上眼瞼をしっかり挙上して下斜筋過動の有無を確認する必要がある．解剖学的には，上斜筋は51°内転位で下転作用が最大になり，上直筋は23°外転位で上転作用が最大になるため，十分に内ひき，外ひき運動をさせて，各々の作用を確認することが重要である[5)]．

a）むき運動検査：9方向むき眼位の写真を示す（図8-a）．

b）ひき運動検査：片眼を遮閉し，検査眼のみで視標を追視させ，6つの外眼筋それぞれ単筋の作用をみる[3)]（図8-b，c）．

c）よせ運動：患者の眼前30cmから視標を近づけたときの輻湊を観察する．片眼が外方に離反

もしくは，複視を自覚したところを輻湊近点とする．眼前8cm未満なら正常範囲内である（図8-d）．

2．Hess赤緑試験（Hess screen test）

右眼固視，左眼固視それぞれの9方向眼位における偏位を図式的に記録することにより，各眼筋の麻痺を含む運動制限，遅動，過動等を評価することができる[3)6)]．

a）検査対象：Hess赤緑試験は中心固視で正常対応を有する抑制のない被検者が対象で，両眼視機能が欠如している被検者では検査できない．

回旋偏位は検出できず，麻痺の程度が強い場合は緑矢印が測定点から大きく離れてしまうため測定が困難である．

検査理解が乏しい被検者や色覚異常者や視力不良な被検者では検査が難しい．

b）検査機器：国内で現在入手可能なのは主にはんだやのHess Coordimeter　ヘスチャートプロジェクターで，検査距離が1.4mのものと1mのものがある．本稿でははんだやの検査距離1.4mのHess Coordimeterについて説明する．

c）機器の構造：Hess Coordimeter写真を示す（図9）．赤緑眼鏡により左右眼を分離し，赤格子図形および緑矢印視標の投影により検査を行う．

Hess screenには中央基点を中心に上下左右に各15°および30°の間隔で引かれた水平と垂直の線により内側の小四角形と外側の大四角形が印されており，四角形の中はさらに5°間隔で区分されている．

d）検査の手順：部屋は暗室にし，壁面より1.4mの位置になるよう顎台を配置する．赤緑眼鏡の中心に鼻根部がくるように顎台と光学台の高さを合わせる．高さの調整が不適切であると検査中に頭位が変化し，赤緑眼鏡を通さずに視標を見てしまうことで，検査結果に影響を及ぼす可能性があるので注意する．また，被検者に無理のない姿勢で検査を開始することが重要だが，複視のある被検者では自然と複視を避けるような代償性頭位異常を呈するため，頭位を正中に保つよう常に

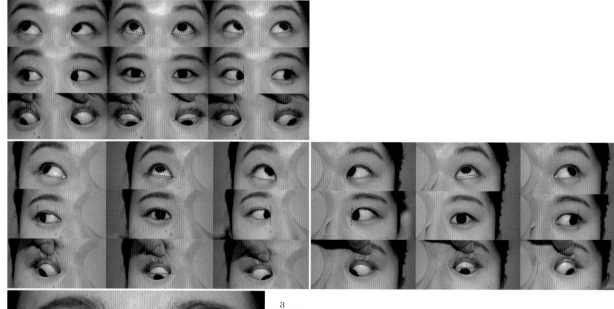

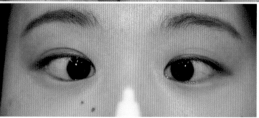

図 8. 眼球運動

a：むき運動．9方向における，ともむき筋の作用を比較する．正常範囲を赤点線で示す．

b，c：ひき運動の正常範囲を赤点線で示す．
　①外ひきは角膜外縁が外眼角まで達する．
　②内ひきは瞳孔内縁上下の涙点を結ぶ線まで達する．
　③上ひきは角膜下縁が内外眼角を結ぶ線まで達する．
　④下ひきは角膜上縁が内外眼角を結ぶ線まで達する．

d：むき運動．被検者の眼前 30 cm から視標を近づけたときの輻湊を観察する．

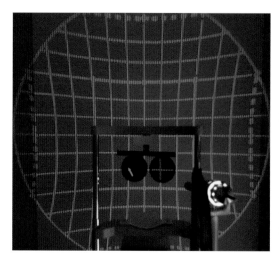

図 9.

Hess 赤緑試験(Hess screen test)

赤緑眼鏡付き顎台，手持ち指示器，プロジェクター，重量台からなる．緑色フィルタを通して緑矢印が見え，赤色フィルタを通して赤格子図形が見え，両眼が分離されている．

顎台の横に手持ち指示器がある．被検者は手持ち指示器を操作し，緑矢印で各測定点と思われる赤点を指し示す．

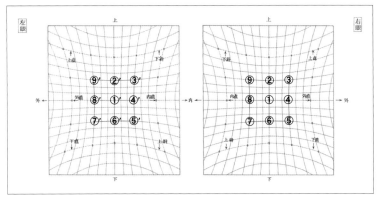

図 10. 測定手順

Screen 中央の基点①から⑨の順で時計回りの方向に緑矢印で被検者に指示させ，検者は結果を Hess chart に記入する．検者は呈示する順を規則的にする．

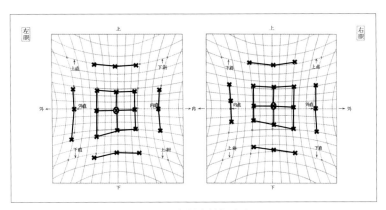

図 11. 右滑車神経麻痺

図形の面積の狭い右眼が麻痺眼である．固視点と測定点のずれが最大なのは右眼上斜筋の作用方向であり滑車神経麻痺と診断できる．

確認しながら検査を行う必要がある．

緑色フィルタでは緑矢印が見え，赤色フィルタでは赤格子図形が見える．被検者は手持ち指示器を操作し，緑矢印で各測定点と思われる点を指し示す．検者は結果を Hess chart に記入する（図10）．

e）検査結果の読み方：一目盛りが5°で正面から15°と30°の9方向眼位における偏位を確認できる．

Hess chart は向かって右が右眼，向かって左が左眼の結果を示している．

（ⅰ）左右の結果の四角形の面積を比較する．面積がより狭いほうの測定眼が麻痺眼である．

（ⅱ）面積の狭いほうの図で固視点と測定点のずれを確認する．最も距離が離れている点の方向に働く筋が麻痺筋である．

（ⅲ）面積の広いほうの図で固視点と測定点のずれを確認する．最も距離が離れている点が過動している筋であり，この筋のともむき筋が麻痺筋である．右眼の滑車神経麻痺を図11に示す．

（ⅳ）共同性斜視や斜位の場合は両眼が同じ面積で対称的にずれる．

立体視検査

立体視は両眼視差を手掛かりとして感覚される空間知覚である．生後3，4か月から発達し始め[7]，3歳の終わり頃には500～100秒の機能を持つといわれている．検査が可能となる年齢には個人差があるが2～3歳程度から可能とされる[8]．

立体視の成立条件として，顕性斜視がなく正常網膜対応であること，左右眼の視力に差がないこ

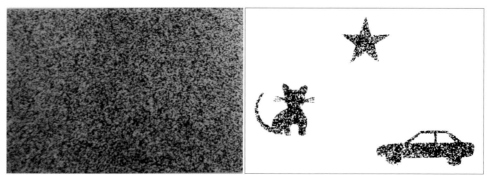

図 12. Lang stereotest Ⅰ   a｜b

プレート(a)の random dot パターンの中に，b の配置で猫(1,200 秒)，
星(600 秒)，車(500 秒)が存在する．

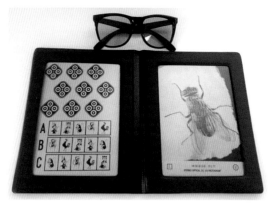

図 13. Titmus stereo tests
偏光フィルタ眼鏡を装用したうえで行う近見
立体視検査表である．

と，不等像視がないこと，視覚中枢に両眼視細胞
が存在することが挙げられる[9)10)]．これらの条件
が揃わない場合においても，単眼性の手がかりに
よっておおまかな立体視が得られる場合がある．
そのため，検査中の被検者の様子については十分
に確認しながら検査を行う必要がある．いずれの
立体視検査においても遠見完全屈折矯正下にて検
査を行うが，年齢に応じて近見加入のうえで検査
を行う．さまざまな立体視検査が存在するが，被
検者の理解力，眼位や角度により方法を選択する
ことで，より正確に立体視の程度を調べることが
できる．定性的な方法としては，two pencil test
や輪通し法がある．本稿では，定量的な検査とし
て臨床的に最も使用する機会が多いと思われる
Lang stereotest Ⅰと Titmus stereo tests につい
て説明する．

1．Lang stereotest Ⅰ(Lang Stereotest 社)(図 12)

円柱回折格子と random dot stereo gram が使
われており，両眼分離のための眼鏡がいらない検
査である[11)]．そのため，眼鏡を嫌がる児に有効で
あり，検査時の被検者の眼位や眼の動きを検者が
観察しやすい．検査距離は 40 cm で，2 歳頃から
検査可能である．プレートには猫(1,200 秒)，星
(600 秒)，車(500 秒)がそれぞれ左下，中央，右下
に配置されている．被検者にはあらかじめ見本の
カードを見せ，それぞれの名前を認識しているか
を確認してから検査を始める．次に，被検者の眼
の高さに水平に呈示したプレートを見てもらい，
何が見えるか，どこにあるかを答えてもらう．口頭
でいえない場合には，検者が被検者の眼の動きで
判断しても良い[12)]．立体視が存在しない場合には
一様の random dot パターンしか見えず，形は認識

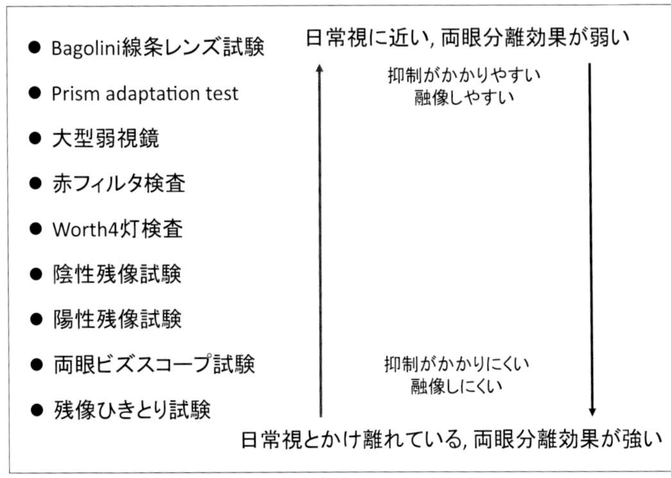

図 14.
網膜対応の検査（代表的なもの）
日常視に近く両眼分離効果が弱い検査から，日常視からかけ離れ両眼分離効果が強い検査までを上から順番に示した．網膜対応検査はさまざまな程度の両眼分離効果があり，検査の種類によって得られる結果が異なる可能性がある．1つの検査ですべてを決定せずに数種類の検査を行い，総合的に判断することが大切である．

（図14内）
● Bagolini線条レンズ試験
● Prism adaptation test
● 大型弱視鏡
● 赤フィルタ検査
● Worth4灯検査
● 陰性残像試験
● 陽性残像試験
● 両眼ビズスコープ試験
● 残像ひきとり試験

日常視に近い，両眼分離効果が弱い
　抑制がかかりやすい
　融像しやすい

　抑制がかかりにくい
　融像しにくい

日常視とかけ離れている，両眼分離効果が強い

できない．プレートが被検者の目線に水平に呈示されていない場合も認識しづらいので注意する．また，理解不足で適当に指をさして答えることもあるので，応答が怪しい場合には何度か答えてもらい，指をさす場所が変わることがないかを確認する．

2．Titmus stereo tests（Stereo Optical 社）（図13）

臨床では，最も汎用されている検査法である．検査距離は 40 cm で，両眼分離は偏光フィルタ眼鏡で行う．大まかに4つの検査に分かれている．右ページは fly test で，視差約 3,000 秒のハエ（fly）が描かれている．被検者にはハエの羽に触れてもらう．このとき立体視が存在すればハエが浮き出て見えるため，羽を掴もうと指で摘まむように触れる被検者がいるが，偽陽性を導きやすいので「撫でて触ってみて」等と声をかけ，撫でるように触れてもらう．検査表から浮いたところで撫でる仕草があれば Fly（＋）となる．右ページの下方には抑制の有無を調べるために，右端に R が○で囲ってあり，左端に L が□で囲われている．○と□は抑制があっても見えるため，その中の R と L がはっきり見えているのかを被検者に確認する．どちらかが点滅したり，消えたり，薄くなっている場合にはそちらの眼が抑制眼となる．左ページ下方は animals test で，A（400 秒）・B（200 秒）・C（100 秒）それぞれの5匹の動物が並ぶ列のなかで浮き出て見える動物を答えてもらう．被検者が理解不足だと，自身が好きな動物を指さすことがあるので注意する．左ページ上方は circles test で，4つの円が1群になっており 1〜9 まで，それぞれ 800，400，200，140，100，80，60，50 秒の視差となっている．4つの円の1つにだけ視差がついているので，浮き出て見える円を答えてもらう．検査表自体を上下逆転すると凹感が得られるので，検査の信頼性をみるために用いると良い．留意点として，単眼視や素早い交代視により 200 秒まで正答してしまうことがあるため，検査中の被検者の眼位や眼の動きをよく観察することが重要である．正常値は circle 5/9 の 100 秒以下とされている[7)11)]．

網膜対応検査

両眼視（binocular vision）とは，外界の視物を同時に両眼で見ている状態である．正常な網膜対応とは，右眼の中心窩も左眼の中心窩もいずれも「まっすぐ（真正面）」という共通の視方向を持っており，各眼の中心窩がそれぞれ対応している．各眼の中心窩が共通の視方向を持っていない状態を網膜対応異常という．網膜対応検査は，特に斜視手術後の両眼視機能の状態や複視を予測するうえで重要な検査である[13)]．網膜対応検査には，検査条件によって日常視に近いものから日常視とかけ離れた両眼分離効果の強い検査方法までさまざまな種類がある．日常診療ですべての検査を行うわけではないが，網膜対応検査の種類やその原理を知っておくことは両眼視機能の評価をするうえでは大切なことである．網膜対応検査の種類を図14に示した[13)]．

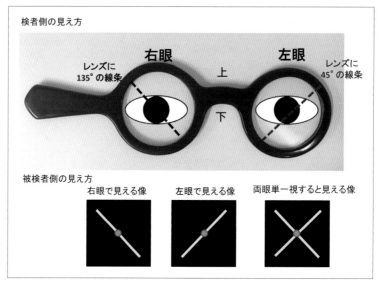

図 15. Bagolini 線条レンズ
Bagolini 線状レンズ(実物)で, 45°と 135°の線条を示した.
検者側の見え方と被検者が見える「光点と線条」の見え方を示す.

本稿では, 図 14 のなかでも, 最も日常視に近く, 臨床で簡単に行うことができる Bagolini 線条レンズ試験(Bagolini striated glasses test)について説明する.

1. 検査の準備

用意するものは, Bagolini 線条レンズと光源である. Bagolini 線条レンズは, 度数が入っていない平面レンズに細かい線条(平行線)がつけられている. このレンズ越しに光源を見ると, レンズを装用した被検者からは, 線条に直交した一本の線が見える. 一方, 検者からはレンズ越しに被検者の眼位を確認しながら検査を進めることができる(図 15). 例えば, 右眼用のレンズに「検者から見て 135°の線条」が入ったレンズを装用すると右眼では, 「左上から右下の斜めの光」が見える. 左眼用のレンズに「検者から見て, 45°の線条」が入ったレンズを装用すると左眼では, 「右上から左斜めの光」が見える. 網膜対応が正常でかつ正常な両眼視機能を持つ場合には, 右眼と左眼の像が重なり, ×印になって知覚される(図 15).

2. 検査の手順

被検者の眼の高さの位置に光源を置く. 検査距離は, 光源を置く距離によって遠見でも近見でも行うことができる. 検者は, 被検者の眼を片眼ずつ遮閉して, 片眼ずつの見え方を確認する. 両眼開放した状態で, 光源を見てもらい, どのような見え方をしているかを質問する. 検者は, 線条が×に見える場合, 光点は 1 つなのか, 2 つなのかと, どこに光点があるかを尋ねる(図 16). 検者は必ず, 被検者の眼位を正面から観察し, 被検者が回答した時点で, 固視眼を遮閉し, 他眼の動きを観察して, 斜視の有無を把握する. 被検者の回答(自覚的応答)と斜視の有無(他覚的所見)を照合することが大切である.

斜視がみられたら, Bagolini 線条レンズ上に斜視角を中和するプリズムを装用し, 再度, 被検者に見え方を尋ねる. 斜視がプリズムで中和されているにもかかわらず(斜視がプリズムによって矯正されているにもかかわらず), 自覚的には光点が 2 つ見える等と答えた場合には, 網膜異常対応を疑い, そのほかの網膜対応検査を進め, 総合的に網膜対応の状態を評価することが大切である.

文 献

1) 中村桂子:遮閉試験. 日視会誌, **28**:65-72, 2000.
2) 長谷部聡:眼位検査の基礎と進歩. あたらしい眼科, **18**:1105-1110, 2001.
3) 山縣祥隆, 村上裕美:眼球運動検査. 眼科プラク

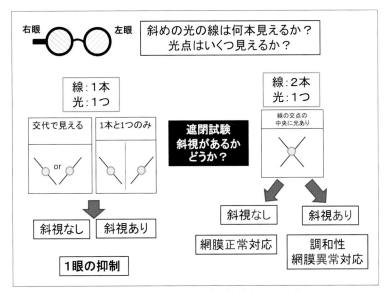

図 16. Bagolini 線条レンズ. 被検者への聞き方

斜めの光の線は何本見えるか？ 光点はいくつ見えるか？ を聞き，回
答した時点で眼位を観察し，固視眼を遮閉して斜視の有無を確認する.

ティス，**86**：33-45，2002.

4）中馬秀樹：眼位・眼球運動検査，9 方向むき眼位
検査．眼科検査ガイド第 2 版（飯田知弘ほか編），
文光堂，pp. 166-169，2016

5）von Noorden GK, Campos EC：Physiology of the
Ocular Movements. Binocular Vision and Ocular
Motility：Theory and Management of Strabis-
mus. 6th ed. Mosby, St. Louis, pp. 52-59, 2002.
Summary 斜視，両眼視機能を理解するために，
重要な 1 冊である．図もわかりやすいので，1 度
は読むことをお勧めする．同書籍：文献 11, 13.

6）石川　弘：眼位・眼球運動検査法 複像・Hess 赤
緑試験．眼科，**36**：961-967，1994.

7）勝海　修：立体視の検査．専門医のための眼科診
療クオリファイ 22 弱視・斜視治療のスタンダー
ド（不二門　尚編），中山書店，pp. 109-121, 2014.

8）阿曽沼早苗，不二門　尚：両眼視機能検査 立体

視検査．眼科検査ガイド第 2 版（根木昭監ほか
編），文光堂，pp. 203-211，2016.

9）矢ヶ崎悌司：立体視検査法の問題点．神経眼科，
23：416-427，2006.

10）矢ヶ崎悌司：基本的な眼科検査法の検証　立体視
検査法．臨眼，**52**：25-29，1998.

11）von Noorden GK, Campos EC：Examination of
the patient-Ⅴ depth perception. Binocular
Vision and Ocular Motility：Theory and Man-
agement of Strabismus. 6th ed. Mosby, St. Louis,
pp. 298-307, 2002.

12）Lang J：A new stereotest. J Pediatr Ophthalmol
Strabismus, **20**：72-74, 1983.

13）von Noorden GK, Campos EC：Examination of
the Patient-Ⅱ. Binocular Vision and Ocular
Motility：Theory and Management of Strabis-
mus. 6th ed. Mosby, St. Louis, pp. 227-230, 2002.

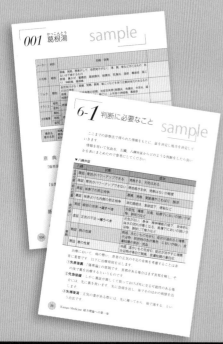

MB OCULI. No. 93 : 13-19, 2020

特集／斜視―基本から実践まで―

乳児内斜視

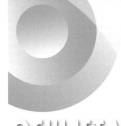

OCULISTA

矢ヶ﨑悌司*

Key Words : 乳児内斜視(infantile esotropia), 超早期手術(very early surgery), 術後眼位(postoperative alignment), 融像(fusion), 立体視(stereopsis), 交代性上斜位(dissociated vertical deviation : DVD)

Abstract : 乳児内斜視は生後 6 か月以内に発症する内斜視である. 治療の目的は, 眼位の矯正と両眼視の改善であるが, 以前は両眼視のうち, 特に立体視の予後は不良であると考えられていた. しかし, 21 世紀に入り生後 6〜8 か月以内の超早期に手術を行うと, 高頻度で立体視の発達が認められたとの報告が数多くされるようになり, 乳児内斜視に対する超早期手術が広く受け入れられてきている.
　乳児内斜視の立体視予後には, 超早期手術と 8〜10⊿ 以内の術後眼位も重要な要素である. 良好な術後眼位には, 術前の正確な眼位計測と手術操作が必要であるが, 術前の眼位計測は交代プリズム遮閉試験で行い, 角膜反射像を利用する眼位計測は極力行わないようにする. また, 遠視や乱視等の屈折異常があると調節によって眼位に影響する可能性がある. これを除外するため, 術前には調節麻痺下屈折検査を必ず行い, 眼鏡矯正が必要であれば装用した状態で斜視角を測定するようにする.

はじめに

　生後 2 週間以内の新生児期から 1 歳以降の幼児期の間のほぼ 1 年間を医学的に乳児期と定義される. 1 歳近くなると遠視や乱視に起因した調節内斜視も発症してくるため, von Noorden は 1 歳以内に発症した 358 症例の内斜視症例をまとめ, その特徴について, 特に生後 6 か月までに発症の内斜視を 1 つの疾患単位(clinical entity)にまとめて本態性乳児内斜視(essential infantile esotropia : EIE)として呼ぶことを提唱している(表 1)[1]. 現在ではこの疾患単位を乳児内斜視(infantile esotropia, congenital esotropia)と表記している.

　この提唱より四半世紀が過ぎ, 乳児内斜視の特徴に変化が出てきている. 特に予後についてであ

表 1. 本態性乳児内斜視の特徴

- 生後 6 か月未満の発症
- 眼位の変動はないかあってもわずか
- 交叉固視による交代固視が可能
- 30⊿ 以上の大きな斜視角
- 中枢神経系に異常はない
- 手術治療によっても正常両眼視機能の獲得は困難
- 外転制限を伴うこともある
- 斜筋異常を合併しやすい
- 過剰な内転運動を認めることがある
- 交代性上斜位(DVD)が高頻度に合併する

（文献 1 より引用改変）

るが, 手術を行っても両眼視機能の獲得が困難であるとされていた. しかし, 1994 年に Wright ら[2]が, 生後13〜19週の間に超早期手術を行った乳児内斜視7症例中の2例で40秒の正常立体視の獲得例を初めて報告して以降, 21 世紀に入って生後6〜8 か月以内の超早期の内斜視手術によって正

* Teiji YAGASAKI, 〒494-0001　一宮市開明郷中62-6　眼科やがさき医院, 院長

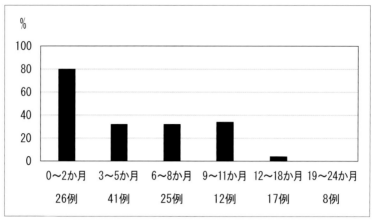

%

| 100 | 80 | 60 | 40 | 20 | 0 |

| 0〜2か月 | 3〜5か月 | 6〜8か月 | 9〜11か月 | 12〜18か月 | 19〜24か月 |
| 26例 | 41例 | 25例 | 12例 | 17例 | 8例 |

図 1. 立体視予後と眼位未矯正期間の関連
（文献 3 より引用改変）

常，または正常に近い立体視の獲得が可能になるとの報告が数多くなされるようになった.

北米における手術成績

現在の北米では，立体視予後の観点から乳児内斜視に対しては生後6か月までの超早期に手術を行うのが主流となっている[2]〜[4]. 2000年Birchら[3]は，2歳以内に手術を行った129例の立体視の予後について報告している. Randot stereotests（RST）で500秒以上の立体視は21.7%，Titmus stereo test（TST）で3,000秒の立体視は14.7%，全体で36.4%の症例で立体視が獲得されていた. しかし，生後6か月までの超早期手術を受けた症例では，全例（100%）にRSTによる立体視が認められたが，1歳半以降に手術を受けた症例では立体視の獲得率は8%にまで有意に低下し，獲得した立体視力値も超早期に手術を受けたほうがそれ以降の時期に手術を受けた症例より良好であったと報告している. さらに，内斜視発症から手術までの眼位未矯正期間が3か月未満の症例では立体視は80%に獲得されていたのに対し，眼位未矯正期間が1年以上遅れた症例では立体視は4%しか獲得されておらず（図1），生後6か月以内の超早期手術または手術が遅れても眼位未矯正期間が3か月以内であれば立体視予後は有意に良好になると結論づけている.

2002年にIngら[4]も，生後24か月以内の手術を行った90例中の74%でTSTによる立体視が認め

られ，生後6か月以内の超早期手術例と生後7〜12か月間の手術例ではともに80%に立体視が認められたが，生後13〜24か月間の手術例では立体視獲得率は58%と有意に低下し，立体視を獲得するためには12か月以内の超早期手術，早期手術が有意であったと報告している.

欧州における手術成績

2005年欧州では，the early vs. late infantile strabismus surgery study（ELISSS）として多施設研究を行い，その結果として乳児内斜視の手術は2〜3歳に行うべきであると報告した[5]. これは，398人の全症例を手術時期6〜24か月の早期手術群（170例）と手術時期32〜60か月の晩期手術群（228例）に分類し，再手術率について比較すると早期手術群のほうが晩期手術群より高かったことから結論を導いている. TSTによる立体視についても，早期手術群では25人（14.7%），晩期手術群では15人（6.6%）と両群とも立体視獲得率は高くなく，さらに両群間にも有意な差はないことから，立体視を獲得する目的で早期手術を行う利点はないと述べている. しかし，ELISSSの研究対象で生後8か月以内の超早期手術を受けた症例はわずか8例のみでELISSSの早期手術群の4.7%にすぎず，乳児内斜視の超早期手術の有効性については検討されていない. ELISSSの報告内容は，北米での研究における早期手術と晩期手術の結果と比較した結論と同じであったにすぎない. 今後

表 2. 融像予後

	超早期手術群[a] (≦8 か月)	早期手術群[b] (8<, ≦24 か月)	晩期手術群[c] (24 か月<)	p 値 (Dunn's test)
融像陽性				
近見	21(95.5%)	24(80.0%)	12(50.0%)	a & b：p<0.001, b & c：p<0.05
遠見	20(90.9%)	17(56.7%)	10(41.7%)	a & b：p<0.001, b & c：p<0.05

(文献 8 より引用改変)

表 3. 立体視予後

	超早期手術群[a] (≦8 か月)	早期手術群[b] (8<, ≦24 か月)	晩期手術群[c] (24 か月<)	p 値 (Dunn's test)
立体視(+)	17(77.3%)	6(20.0%)	3(12.5%)	a & b, a & c：p<0.001
200 秒 or better	7(31.8%)	0(00.0%)	0(00.0%)	
3,000 秒 or better	10(45.5%)	6(20.0%)	3(12.5%)	
立体視(−)	5(22.7%)	24(80.0%)	21(87.5%)	

(文献 8 より引用改変)

ELISSS も生後 8 か月までの超早期手術例を増やして再評価した結果を報告することが必要と思われる.

本邦における手術成績

本邦でも乳児内斜視の手術成績について多くの報告があるが, 立体視獲得についての術後成績は芳しい報告が少ない. しかし, 数は多くはないが内斜視術後に立体視が獲得できた報告[6)7)]がある. Shirabe らは, 生後 8 か月までに内斜視手術を行い, 術後 4 年以上の経過観察を行った 9 症例のうち 5 症例(55.6%)で TST の立体視が確認できたと報告した[6)].

筆者の手術成績

筆者も 2019 年の日本弱視斜視学会総会で 8 歳までに乳児内斜視手術を行った 76 例の両眼視予後について報告したので, その内容について解説する[8)]. 融像反応は, Bagolini 線条レンズ検査で交叉して 2 本に見えれば陽性, 抑制されて 1 本しか見えなければ陰性として判定し, 近見立体視は TST または RST で測定している.

術後平均 9.4 年(±4.7 年)の融像反応は近見で 57 例(75.0%), 遠見で 47 例(61.8%)が陽性であったのに対し, 近見立体視は 26 例(34.2%)でしか認められなかった. しかし, 手術時月齢により, 生後 8 か月以内に手術を行った 22 例(超早期手術

群), 生後 8 か月~2 歳以内に手術を行った 30 例(早期手術群), 2 歳以降に手術を行った 24 例(晩期手術群)に分類して両眼視予後について比較すると次の通りであった(表2). 近見の融像反応は, 超早期手術群が 21 例(95.5%), 早期手術群が 24 例(80.0%)で陽性であったのに対し, 晩期手術群では 12 例(50.0%)のみが陽性で, 統計学的に超早期手術群と早期手術群が有意に良好な結果であった(p<0.001, p<0.05：Dunn's test). 遠見の融像反応も, 超早期手術群が 20 例(90.9%), 早期手術群が 17 例(56.7%)で陽性あったのに対し, 晩期手術群では 10 例(41.7%)のみが陽性で, 統計学的に超早期手術群と早期手術群が有意に良好な結果であった(p<0.001, p<0.05：Dunn's test).

近見立体視についても, 全体では 26 例(34.2%)でしか認められなかった. しかし, 手術時期について分類して検討すると, 超早期手術群では 17 例(77.3%)に認められたのに対し, 早期手術群では 6 例(20.0%), 晩期手術群では 3 例(12.5%)のみしか認められず, 統計学的に超早期手術群は立体視予後を有意に向上させる結果であった(p<0.001, p<0.001：Dunn's test)(表3). また, 手術時期と立体視予後について検討すると, 対数近似的に統計学的有意な関連(p<0.001)が認められ, 手術時期が早期であればあるほど立体視予後は良好であった(図2).

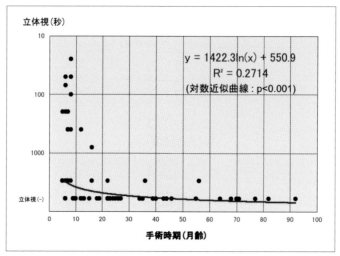

$$y = 1422.3\ln(x) + 550.9$$
$$R^2 = 0.2714$$
(対数近似曲線：p<0.001)

図 2. 手術時期と立体視予後との関連

（文献 8 より引用改変）

表 4. 術後眼位と両眼視機能

		術後眼位≦10⊿	10⊿＜術後眼位	有意差
		(61 例)	(44 例)	(χ2-test)
融像	Bagolini 線条レンズ検査	57 例(93%)	31 例(70%)	p<0.001
	Worth4 灯試験	37 例(61%)	6 例(14%)	p<0.001
立体視	Titmus stereo test	23 例(38%)	3 例(7%)	p<0.001

（文献 10 より引用改変）

良好な立体視予後を得るためには

良好な立体視予後には，生後6〜8か月以内の超早期手術が有利に働くことが証明されてきた．しかし，そのためには手術時期のみでなく多くの必要条件がある．

1．8⊿〜10⊿ 以内の安定した術後眼位

立体視に対する眼位の影響は以前よりよく知られている[1)9)10)]．1982 年 Zak ら[10)]は，生後5〜24か月の間に手術を行った105症例を，術後眼位が10⊿ 以内の61症例と10⊿ を超える44症例に分類して両眼視機能について検討している（表4）．Bagolini 線条レンズ試験による融像は93%と70%，Worth 4 灯試験による近見融像は61%と14%，TST による立体視は38%と7%と，すべての検査項目で10⊿ 以内の術後眼位は両眼視機能の獲得に統計学的に有意であったと述べている．さらに，術後眼位5⊿ 以内の49%に立体視が認められたのに対し，6〜10⊿ では15%（p<0.05）のみであり，より良好な術後眼位が立体視獲得に必要であ

ることも証明している．その後の報告も正常立体視には術後眼位が正位であることは理想だが，正常立体視を得ることは難しいものの，立体視を獲得するためには8⊿ 以内の微小斜視（microtropia）や 10⊿ 以内の monofixation syndrome の状態に持ち込むことが最低条件であるとしている．

2．正確な術前の眼位測定

術後の 8〜10⊿ 以内の安定した眼位を得るためには，術前に正確な斜視角測定が必要であり，基本的には交代プリズム遮閉試験（alternate prism cover test：APCT）で測定を行う．乳幼児では検査中の検査視標の固視が難しいため，ペンライト等の非調節視標を用いて行う．APCT では，固視には調節視標を用いて行うべきであると多くの教科書には記載されているが，調節視標と非調節視標との測定眼位を比較して非調節視標を使用すべきでないと根拠を示したものはほとんど見当たらない．

1976 年 Scott ら[11)]は，5〜26 歳（58%は 10 歳未満）の 49 例の内斜視症例（男性 27 例，女性 22 例）

を対象に，調節視標と非調節視標を用いて APCT により測定された斜視角差について報告している．遠見では男女とも 0.4Δ の差，近見では男性が−1.8Δ，女性では 1.3Δ の差を認めたと報告しているが，これらの斜視角の差は臨床的に有意差はなく，非調節視標を用いた APCT も検査中の乳幼児の固視を促すためには用いても良い測定法であると思われる．

3．角膜反射を利用した斜視角測定は不正確

調節視標を用いた APCT では，乳幼児の斜視角測定が難しい症例もあり，APCT の代わりに角膜反射像を利用する Krimsky 法，Hirschberg 法によって斜視角を測定し，手術量を決定している報告も少なくない．多くの教科書では，Krimsky 法での斜視角を瞳孔中央に角膜反射像を補正できたときのプリズム角とすると解説している．しかし，Purkinje-Sanson 第1像である角膜反射像は，瞳孔中央より約5°鼻側に存在しているため，両眼の角膜反射像が瞳孔中心に補正した状態は，約10Δ の内方偏位の状態である．また，Hirschberg 法については角間反射像が瞳孔縁，瞳孔縁と角膜輪部の中央，角膜輪部に認める斜視角を15°，30°，45°と説明している教科書が多い．しかし，Purkinje-Sanson 第1像である角膜反射像は角膜より約3mm 後方に結像しているため，角膜反射像のずれは1mm＝約12.3°が正しい補正値であり，角間反射像が瞳孔縁，瞳孔縁と角膜輪部の中央，角膜輪部に認める斜視角は約1.5倍大きい斜視角が正しい．さらには，Purkinje-Sanson 第1像は，角膜曲率半径による影響を受けやすいため，乳幼児の小さい角膜曲率半径による補正が必要であり，Krimsky 法，Hirschberg 法による斜視角測定は不正確になりやすい[12)13)]．

4．調節の影響を除外する術前・術後の屈折管理

乳幼児の調節力も生後より発達し始め，生後6か月ではかなり正常値に近いまでに発達する．正常 AC/A 比は 4±2Δ/D) であるため，＋3D の遠視でも 8〜10Δ を超える内方偏位をきたす可能性がある．筆者は乳児内斜視の全症例を対象に，必

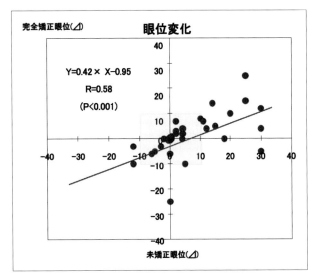

図 3．乳児内斜視における術後屈折矯正による眼位変化
（文献14より引用改変）

ず1％硫酸アトロピン点眼液を使用して術前に調節麻痺下の他覚的屈折検査を行っている．その結果，＋1.50 D 以上の遠視や 1.50 D 以上の乱視は屈折検査後できるだけ早く眼鏡処方し，眼鏡装用下で斜視角を計測している．術後にも 1％硫酸アトロピン点眼液を使用して再度屈折検査を行い，術後眼位を 8〜10Δ 以内にするため約70％で眼鏡を装用させている（図3）[14)]．Birch らも，乳児内斜視の手術後に＋3 D 以内の軽度の遠視であっても調節内斜視が合併するため，眼鏡が必要な症例は60％にも及ぶことを報告している[15)]．

超早期手術による交代性上斜位(DVD)への影響

乳児内斜視の特徴の一つに DVD が高頻度に合併することがあり，その頻度は 46〜90％と説明されていた[1)]．DVD は，両眼視の発達が不良であった結果として発症する異常眼球運動であり，乳児内斜視を含む早期発症の斜視以外にも先天白内障等でも合併してくる．特に手術適応となるのは顕性 DVD であり，潜伏性 DVD は斜視角が大きくても経過観察とするのが一般的である[16)]．乳児内斜視の超早期手術が導入されるようになり，両眼視が発達すると DVD は潜伏性にコントロールされる症例が増加し，手術適応となる顕性 DVD の頻度が減少することが報告されてきた[17)18)]．超早

表 5. 乳児内斜視手術後の交代性上斜位の合併頻度と大きさ

	超早期手術群 (≦8か月)	早期手術群 (8<, ≦24か月)	晩期手術群 (24か月<)	p value
初診時	0(0.0%)	4(19.0%)	5(27.8%)	p=0.034[a]
終診時				
近見	8(50.0%)	12(57.1%)	12(66.7%)	N. S.[b]
両眼性	(2)	(7)	(1)	
片眼性	(6)	(5)	(11)	
偏位角(Δ)	5.40±1.84	6.21±3.49	6.42±3.73	N. S.[c]
遠見	8(50.0%)	13(61.9%)	11(61.1%)	N. S.[b]
両眼性	(3)	(7)	(1)	
片眼性	(5)	(6)	(10)	
偏位角(Δ)	5.38±1.85	5.58±3.78	7.00±3.36	N. S.[a]

a：G-test, b：Z-test, c：Student t-test

（文献 17 より引用改変）

表 6. 乳児内斜視手術時期と交代性上斜位の程度との関連

	超早期手術群 (≦8か月)	早期手術群 (8<, ≦24か月)	晩期手術群 (24か月<)	p value (G-test)
近見				
顕性 DVD	0(0.0%)	2(9.5%)	7(38.9%)	
潜伏性 DVD	8(50.0%)	10(47.6%)	5(27.8%)	p=0.024
DVD(−)	8(50.0%)	9(42.9%)	6(33.3%)	
遠見				
顕性 DVD	0(0.0%)	2(9.5%)	7(38.9%)	
潜伏性 DVD	8(50.0%)	11(52.4%)	4(22.2%)	p=0.021
DVD(−)	8(50.0%)	8(38.1%)	7(38.9%)	

（文献 17 より引用改変）

期手術例でも DVD の発症頻度は今までの報告と同様に 50～60％に発症し，DVD の大きさについて早期手術例，晩期手術例と差は認められない（表5）[17]．しかし，手術時期と DVD の程度との関連では，超早期手術後には顕性症例はほとんど認められない（表6）[17]．超早期手術によって両眼視の予後は良好となり，DVD の顕性化が抑制されたためと推定される．

文 献

1) von Noorden GK：A reassessment of infantile esotropia. XLIV Edward Jackson memorial lecture. Am J Ophthalmol, **105**：1-10, 1988.

2) Wright KW, Edelman PM, McVey JH, et al：High-grade stereo acuity after early surgery for congenital esotropia. Arch Ophthalmol, **112**：913-919, 1994.

3) Birch EE, Fawcett S, Stager DR：Why does early surgical alignment improve stereoacuity outcomes in infantile esotropia? J AAPOS, **4**：10-14, 2000.

4) Ing MR, Okino LM：Outcome study of stereopsis in relation to duration of misalignment in congenital esotropia. J AAPOS, **6**：3-8, 2002.

5) Simonsz HJ, Kolling GH, Unnebrink K：Final report of the early vs. late infantile strabismus surgery study(ELISSS), a controlled, prospective, multicenter study. Strabismus, **13**：169-199, 2005.

6) Shirabe H, Mori Y, Dogru M, et al：Early surgery for infantile esotropia. Br J Ophthalmol, **84**：536-538, 2000.

7) 矢ヶ﨑悌司，松浦葉矢子，鈴木瑞紀ほか：早期手術をおこなった乳児内斜視の検討．眼臨，**98**：307-312，2004.

8) Yagasaki T, Yokoyama Y, Tsukui M：Relationship between stereopsis outcome and timing of surgical alignment in infantile esotropia, J AAPOS, **24**：78. e1-5, 2020.

9) Ing MR：Early surgical alignment for congenital

esotropia. J Pediatr Ophthalmol Strabismus, **20**：11-18, 1983.

10）Zak TA, Morin JD：Early surgery for infantile esotropia：results and influence of age upon results. Can J Ophthalmol, **17**：213-218, 1982.

11）Scott WE, Mash AJ, Redmond MR：Comparison of accommodative and nonaccommodative targets for the assessment of ocular deviations. Am Orthopt J, **26**：83-86, 1976.

12）松井康樹：Hirschberg test とその歴史的考察. 日視能訓練士会誌, **38**：203-209, 2009.

13）Choi RCY, Kushner BJ：The accuracy of experienced strabismologists using the Hirschberg and Krimsky tests. Ophthalmology, **105**：1301-1306, 1998.

14）二宮悦子, 矢ヶ﨑悌司, 松浦葉矢子ほか：乳児内

斜視における術後屈折異常の眼位への影響. 臨眼, **60**：1189-1192, 2006.

15）Birch E, Fawcett SL, Morale SE, et al：Risk factors for the development of accommodative esotropia following treatment for infantile esotropia. J AAPOS, **6**：174-181, 2002.

16）矢ヶ﨑悌司：交代性上斜（視）の手術. 眼科, **35**：1445-1454, 1993.

17）Yagasaki T, Yokoyama YO, Maeda M：Influence of timing of initial surgery for infantile esotropia on the severity of dissociated vertical deviation Jpn J Ophthalmol, **55**：383-388, 2011.

18）Shin KH, Paik HJ：Factors influencing the development and severity of dissociated vertical deviation in patients with infantile esotropia. J AAPOS, **18**：357-361, 2014.

MB OCULI. No. 93 : 20−28, 2020

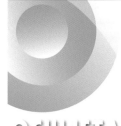

特集／斜視―基本から実践まで―

小児の斜視診療

OCULISTA

仁科幸子*

Key Words : 小児(child)，斜視(strabismus)，弱視(amblyopia)，両眼視機能(binocular function)，感受性期間
　　　　　　　(critical period)

Abstract : 小児期に起こる斜視の多くは共同性斜視であるが，初診時に器質疾患を鑑別することが重要である．感受性期間内に起こる眼疾患，眼位異常は放置せず，早期介入によって良好な視力と両眼視機能の獲得を目指して家族とともに治療にあたりたい．小児の斜視診療の基本を述べ，日常臨床で遭遇しやすい小児の内斜視，外斜視，上下斜視の実例を挙げて，診療の要点を解説する．

はじめに

　小児の斜視にはさまざまな種類があり，先天素因，解剖学的異常，筋・神経麻痺，屈折・調節異常等が発症に関与する．多くは共同性斜視であるが，ときに緊急性のある眼疾患や全身疾患に起因して斜視を生じることがある．日常臨床で斜視を主訴に小児が来院したら，初めに器質疾患を鑑別することが何より大切である．

　感受性期間内に起こる眼疾患，眼位異常は放置せず，早期介入によって良好な視力と両眼視機能を目指し，保護者とともに治療にあたりたい．まず小児の斜視診療の基本を述べ，次に日常遭遇しやすい小児斜視の実例を挙げて，どのように診断を進め，どんな点に注意を払うべきか，その要点を解説したい．

小児の斜視診療の基本

1．問診が診断の第一歩

　乳幼児は自覚症状を訴えないため，斜視は，家族や周囲が気づくことのできる重要な徴候であ

る．“目が寄る”“視線がずれる”“目の動きがおかしい”という訴え以外に，“頭をかしげている”“片目をつぶる”“まぶしがる”等の症状に気づいて受診することもある．年長児には，“ママが2人に見えることがあるかな？”“ぼやけて見えにくくなることがないかな？”と話しかけ，複視の有無を聞きとる．

　発症時期を確認することは，斜視のタイプや両眼視機能の予後を推測するうえで基本的なことである．生後早期から現在までの患児の眼の位置がわかる写真やビデオを持参してもらうと診断に役立つ．後天性で急性発症の場合は，頭蓋内疾患や神経筋疾患を念頭に置いて，早急に原因検索を行う必要がある．斜視が常に起こっているか，変動や周期があるか，随伴症状があるか聴取することも重要なポイントである(図1)．未熟児や発達障害児には斜視の頻度が高い．出生時の状況，全身の発達，眼・全身疾患の既往，家族歴についても初診時に聴取する[1]．

2．患児をよく観察する

　患児の体格，顔貌，眼瞼，眼球，外眼部に異常所見はないか，気になる仕草はないか，発達は年齢相当かに着目し，外観や行動をよく観察するこ

* Sachiko NISHINA, 〒157-8535　東京都世田谷区大蔵 2-10-1　国立成育医療研究センター眼科，医長

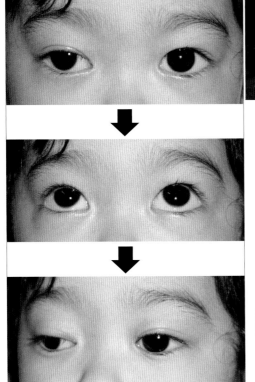
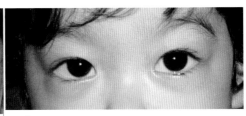

図 1.
変動する斜視. 2 歳, 男児
　　a：右眼外斜視と眼瞼下垂. 上方視させると悪化する.
　　b：テンシロンテスト陽性. 重症筋無力症眼筋型と診断

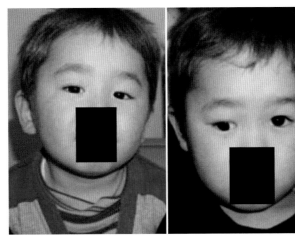

図 2. 代償性頭位異常. 4 歳, 男児
a：自然頭位. 左への顔まわしと顎上げ. 眼位正位, 立体視 3,000 秒
b：頭位異常を矯正. 右眼外斜視 50Δ, 下斜視 30Δ. 動眼神経麻痺と診断

とも大切である. どんな遊びが好きか, 運動や屋外活動をしているか, 睡眠や食事に偏りはないか, 気になる点はさらに問診する.

　年長児に対しては, 目の高さを合わせて笑顔で"○○ちゃん, こんにちは, 私は○○です""○○ちゃんは, いくつかな？"と話しかけて反応を見る. その日の体調や機嫌が良いか判断し, できる検査や順番を考える.

　視覚を使っているか, どんな距離で, どんな頭位をとっているかも非常に重要な所見である. 代償性頭位異常が疑われれば, そのままの頭位で, まず両眼視検査を行うのが良い(図2)[2]. 次に眼位検査を行う.

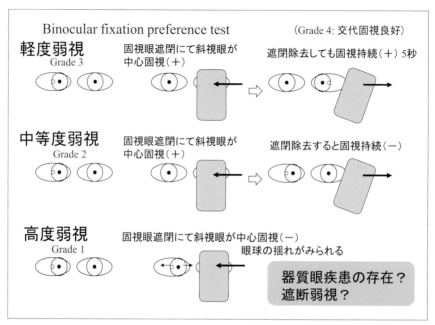

図 3. 固視検査による弱視の評価(Binocular fixation preference test)

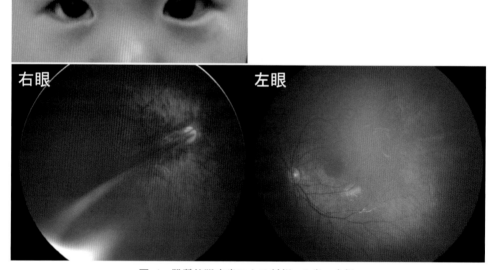

図 4. 器質的眼疾患による斜視. 1 歳, 女児

$$\frac{a}{b}$$

a : 右眼上斜視
b : 眼底所見. 右眼網膜ひだ. 左眼網膜血管発育不全(耳側周辺部網膜に無血管野あり).
　　家族性滲出性硝子体網膜症と診断

3. はじめに両眼視機能検査

2, 3 歳以降の小児に対しては, 眼位検査を行う前に, 自然頭位にて Lang stereotest 等の簡便な近見立体視検査を行う. 立体視が検出できれば弱視や斜視による両眼視機能障害が確立していないと考えられ, 慌てずに管理・治療を行えば予後は良い. 遮閉試験を行うと, 斜位に保っていた眼位が崩れて斜視となり, 保有している両眼視が検出

表 1. 後天内斜視の分類と鑑別点

	分類	鑑別点
1. 共同性内斜視		
調節性内斜視	屈折性調節性	遠視が原因，調節性輻湊によって起こる，完全屈折矯正眼鏡により眼位矯正 AC/A 比は正常
	非屈折性調節性	近見の内斜視が遠見より 10⊿以上大きい，AC/A 比が高い，二重焦点眼鏡の適応
	部分調節性	完全屈折矯正眼鏡を装用しても 10⊿以上の内斜視が残余する
非調節性内斜視	輻湊過多型	近見の内斜視，AC/A 比は正常
	後天基礎型	遠見・近見とも同程度の内斜視
	急性内斜視	急性に発症する内斜視
	開散不全/麻痺	遠見の内斜視，複視
	周期性内斜視	眼位の良い日と内斜視の日が周期的に生じる
2. 非共同性内斜視		
麻痺性内斜視		麻痺眼の外転制限，同側性複視，頭位異常
機械的制限		眼球運動障害，forced duction test 陽性，外眼筋線維症，甲状腺眼症，眼窩底骨折等が原因
3. 二次性内斜視		
感覚性内斜視		器質的疾患による視力不良が原因
続発性内斜視		外斜視手術後，外転制限

AC/A 比：調節性輻湊/調節比

できなくなることがある．

4. 乳幼児の弱視の検出

乳幼児の弱視を検出するには，近見にペンライトや興味を引く固視目標を置いて，片眼ずつ遮閉して固視・追視を診るのが基本である．この際に，固視の持続で弱視の程度を評価する方法が簡便で有用である(図3)．片眼に弱視があると，健眼を手やアイパッチで遮閉すると非常に嫌がる(嫌悪反応)．斜視眼で中心固視がみられない高度の弱視であれば，器質的眼疾患の存在を疑うべきである．

微小角斜視弱視は乳幼児では検出しにくい．3歳以降に 4⊿base out test による中心窩抑制の検出，binocular visuscope test による偏心固視の検出が必要である．

5. 斜視を見たら器質疾患を疑う

斜視を主訴として受診した小児に対し，初診時に必ず鑑別すべき疾患は器質疾患である(図4)．片眼の斜視と高度弱視，非共同性斜視，眼振や眼球運動異常，随伴症状があれば器質疾患に起因す

る可能性が高い．問診しながら患児の行動や外観，全身所見をよく観察する．患児の嫌がる検査であるが，最後に必ず散瞳して眼底検査を行うことが大切である．さらに，全身疾患に伴う斜視の鑑別と治療のため小児科と連携する必要がある(図1)．

後天内斜視

生後6か月までの早期に発症する内斜視の代表は，乳児内斜視である．その鑑別と管理・治療について前稿を参照にされたい．

生後6か月以降に起こる後天内斜視の多くは，当初は間欠性であるが，早晩恒常性となる．発症が早いほど，両眼視を獲得しにくいため，眼位矯正を急ぐ必要がある．後天発症の内斜視の鑑別を表1に示す[3]．遮閉試験，遮閉-遮閉除去試験で内斜視と内斜位，仮性内斜視を区別したあと，共同性か非共同性か見分けるのが第1の鑑別ポイントである．固視眼を変えて第1偏位と第2偏位の違いを検出し，両眼のむき運動，片眼のひき運動を

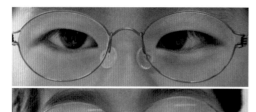
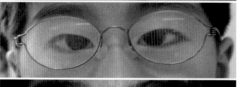
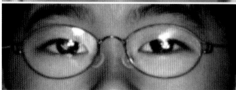

a
―
b
―
c

図 5.
部分調節性内斜視. 6 歳, 男児
　a：完全屈折矯正眼鏡装用下, 左眼内斜視30⊿（遠見＝近見）.
　b：フレネル膜プリズム装用下（右眼 15⊿ 基底外方, 左眼 12⊿ 基底外方）, 正位, 立体視 800 秒
　c：手術治療後（左眼内直筋後転 4 mm＋外直筋短縮 4 mm）, 眼鏡装用下, 正位, 立体視 200 秒

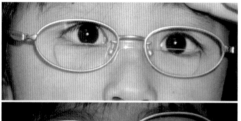
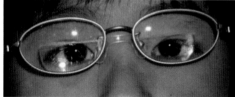

a
―
b

図 6.
非屈折性調節性内斜視. 3 歳, 女児
　a：遠見眼位. 完全屈折矯正眼鏡装用下, 正位
　b：近見眼位. ＋3.00 D 貼り付けレンズ装着下, 正位

観察することで分類できる. 次に, 遠見と近見斜視角の差, 斜視角の変動や周期の有無に注目して斜視角を測定する. 小児の共同性内斜視には遠視による調節性要因が関与することが多い. したがって必ずアトロピン点眼による調節麻痺下精密屈折検査を行う. 急性発症の非共同性・麻痺性斜視, および共同性であっても調節性要因（遠視）が検出されない場合, 特に遠見で強い内斜視と複視を呈する開散不全/麻痺型内斜視のタイプには, 神経学的検査, 頭部 MRI, CT 検査, 全身検索が必要となる.

　調節性内斜視は, 過剰な調節性輻湊によって起こる内斜視で, 中等度（＋2.00 D）以上の遠視を伴う. 0～7 歳頃までに発症し, 1～2 歳での発症が最も多い. 完全屈折矯正眼鏡を装用することで斜視角が減少する. 乳幼児期に発症する内斜視は, 弱

視をきたしやすいため注意が必要である. 完全矯正眼鏡を常用させて 2～3 か月経過観察し, 視力の差があれば 1 日 2 時間の健眼遮閉を開始する. 屈折性調節性内斜視は, 完全矯正眼鏡により眼位が正位あるいは内斜位となる. 眼鏡装用下で残余内斜視がある場合には, 再度, アトロピン点眼下精密屈折検査を行い, 残余遠視の有無を確認する.

　完全矯正眼鏡を装用しても 10⊿ 以上の内斜視が残存する部分調節性内斜視では, プリズム治療を開始し, 漸減できなければ手術適応となる（図5）. また, 非屈折性調節性内斜視では, 高い調節性輻湊/調節（AC/A）比のため近見時の斜視角が増加する. 眼鏡の近用部に＋3.00 D を付加した二重焦点眼鏡の適応となるが, 小児に適切に装用させることは難しい. はじめに貼り付けタイプの＋3.00 D レンズを試し（図6）[3], 眼位改善効果が

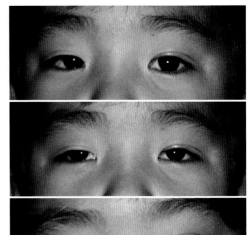

図 7.
間欠性外斜視(開散過多型). 6 歳,男児
　a：近見眼位. 外斜位 10⊿,立体視 60 秒,＋3.00 D 負荷にて
　　外斜視 20⊿
　b：遠見眼位. 右眼外斜視 35⊿,Newcastle Control Score：
　　Home 2＋Clinic 2(遠見)＝4
　c：手術治療後(両眼外直筋後転術 7.5 mm). 近見眼位正位,
　　立体視 40 秒,遠見眼位外斜位 10⊿

表 2. Newcastle Control Score

Home control		Clinic control	遠見	近見
斜視/片目つぶり(−)	0	遮閉後に斜視,すぐに融像	0	0
斜視/片目つぶり＜50%,遠見	1	遮閉後に斜視,瞬目/固視目標で融像	1	1
斜視/片目つぶり＞50%,遠見	2	顕性斜視,遮閉後の斜視が戻らない	2	2
斜視/片目つぶり,遠見＆近見	3			

Newcastle Control Score≧3　手術適応
家庭と病院における遠見,近見の外斜視・片目つぶりの頻度をスコア化,3 以上が手術適応

得られるようであれば,移行帯の短い累進眼鏡を処方する. 遠見で斜視角が残余する場合には手術適応となる. 12 歳以降に起こる内斜視に対しては,ボツリヌス毒素注射による眼位矯正を試みることもできる.

外斜視

　小児が眠いときやぼうっとしたときに目立つ外斜視は,1 歳頃から保護者に気づかれて来院することが多い. ほとんどは間欠性であり,大角度であっても近見で正位を保てるため早急な介入を要さない. 早期発症の恒常性外斜視をみたら,中枢神経系疾患,頭蓋骨早期癒合症等の全身疾患や眼器質疾患を疑う. 中には健常児であっても乳児外斜視や恒常性外斜視に移行する例がある. また,A-V 型や上下回旋偏位を合併する場合には,眼位が悪化しやすいため手術治療を早めに考慮する.

　外斜視に対しては,シクロペントラート点眼による精密屈折検査を行う. 適切な近視矯正が調節性輻湊による眼位保持に有利である. 遠視や不同視に対しても,弱視治療と両眼視の向上のため矯正眼鏡を常用させるが,ときに外斜視の頻度や斜視角が増すことがある.

　間欠性外斜視に対し早期手術は不要であるが,恒常性外斜視に移行する場合,間欠性であっても斜視角が大きく斜視の頻度が多い場合,整容的に問題となる場合には就学前に手術治療を計画する(図 7). 手術適応の基準として病院と家庭,遠見と近見における斜視・片目つぶりの起こりやすさをスコア化した Newcastle control score[4](表 2)等が用いられている. 術式と手術量の決定には,遠見および近見のプリズム順応試験を用いる. 屈折矯正眼鏡装用下でフレネル膜プリズムを加入して中和する最大斜視角を検出し,同時に複視や融

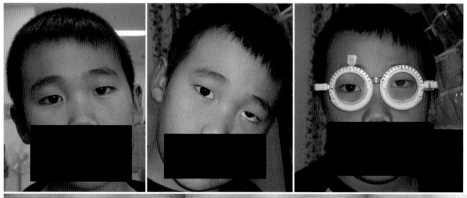

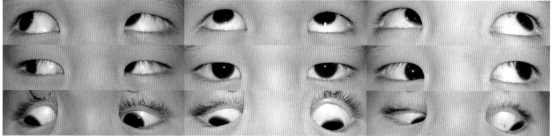

-2° L/R 3°	-4° L/R 2°	-1° L/R 3°
-4° L/R 7°	-8° L/R 8°	-1° L/R 7°
-6° L/R 12°	-9° L/R 17°	-3° L/R 12°

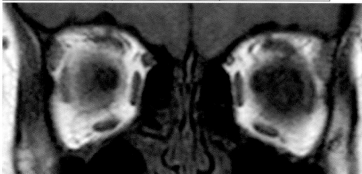

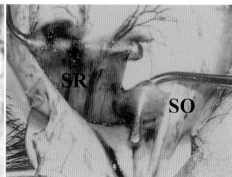

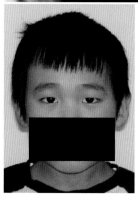

図 8.

左眼先天上斜筋麻痺．7歳，男児

a：自然頭位，右へ頭を傾けて正位を保ち，立体視 60 秒

b：左への頭部傾斜試験にて右眼上斜視（BHTT 陽性）

c：プリズム順応試験．上下偏位を矯正すると斜頸改善

d：9 方向眼位，第 1 眼位左眼上斜視 20⊿，左眼下斜筋過動
と上斜筋遅動を認める．

e：大型弱視鏡（他覚）右眼固視，下方視にて上下偏位が拡大
（Knapp 分類Ⅴ型）

f：眼窩 MRI（冠状断），左眼上斜筋低形成

g：術中所見（術者の視点），左眼上斜筋腱の緩み（Class I：
floppy tendon）

SR：superior rectus muscle，上直筋

SO：superior oblique muscle，上斜筋

h：手術治療後（左眼上斜筋腱縫縮 8 mm ＋上直筋後転 4 mm）.
斜頸消失，眼位正位

a	b	c
d		
e		
f	g	
h		

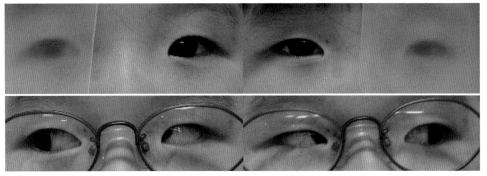

図 9. 交代性上斜位. 3 歳, 女児
a：遮閉-遮閉除去試験による交代性上斜位の検出
b：第 2 眼位で遮閉-遮閉除去試験を行うと下斜筋過動と鑑別できる.

像の有無を評価する.

　学童期以降, 複視や眼精疲労等の自覚症状が増加する場合, 斜位近視を生じた場合には手術を計画する. 斜視角が 20Δ 未満であれば手術適応とせずに光学的治療や視能訓練を行う. 視能訓練は感覚面と運動面の訓練と連携によって良好な眼位と両眼視を獲得させる治療であるが, 年少児では困難である. 学童期以降の間欠性外斜視に対し, 手術治療前後の抑制除去, 輻湊訓練, 融像訓練が効果的である.

上下・回旋斜視

　小児に上下斜視をみたとき, 頻度の高いのは先天上斜筋麻痺と交代性上斜位である. 片眼性の先天上斜筋麻痺は眼性斜頸をきたす代表的疾患であり, Parks 3 段階法で診断がつく. 患側に頭を傾けたときの患眼の上斜視(Bielschowsky head tilt test：BHTT)を家族に示して説明すると理解を得やすい(図 8-a, b). 下斜視は検出しにくいが, 偽眼瞼下垂による瞼裂の差, 顔面非対称, 斜頭症の有無を観察すると良い.

　早期発症斜視に合併する交代性上斜位を検出するには, ゆっくり遮閉を除去して回旋しながら戻ってくる眼の動きを横から観察すると良い. 半透明の遮閉板も有用である(図 9-a). 両眼性先天上斜筋麻痺に伴う下斜筋過動は, ときに交代性上斜位と鑑別を要する. 第 2 眼位(側方視)で遮閉-遮閉除去試験を行う(図 9-b). 両眼性上斜筋麻痺では V 型, 外回旋偏位を示し, 両側 BHTT 陽性となるのが特徴である. 小児では回旋斜視を自覚的

に検出しにくいため, 眼底の回旋偏位を他覚的に計測して判定する.

　先天上斜筋麻痺, A-V 型斜視, Duane 症候群など頭位異常をとって両眼視を保っている斜視の場合, 遅くとも就学前までに手術治療を計画する(図 8). 特に斜視角が大きい場合には頭位によって代償しにくくなり, 顕著な頭位異常が小児の運動発達にも影響を及ぼすため, 3 歳頃には手術治療を行う.

　先天上斜筋麻痺(遷延例)に対する手術治療の実例を図 8 に示す. 片眼を遮閉したり, 上下偏位を膜プリズムで矯正すると頭位異常は改善する(図 8-c). 頭位を矯正して 9 方向眼位を観察する(図 8-d). A-V 型や斜筋の過動・遅動に注意し, 眼球運動は両眼のむき運動だけでなく, 必ず片眼ずつ遮閉して単眼のひき運動を検査する. 3 歳以降になると, 大型弱視鏡で 9 方向の他覚的斜視角測定が可能であり, 水平・上下・回旋の自覚的斜視角測定, 潜在的な両眼視機能(同時視・融像・立体視), 融像幅, 網膜対応異常や γ 角異常も検出できる(図 8-e). 本症例では左眼上斜筋麻痺が遷延して下方視で上下偏位が最大となる Knapp 分類 V 型を呈していた. 上下斜視や特殊型に対しては, 先天的な外眼筋異常の検出のため術前に眼窩 MRI や CT による画像検査を行う. 先天上斜筋麻痺では患側の上斜筋低形成がみられることが多い(図 8-f). 眼底所見は患側の外回旋を示す. また非共同性斜視では, 術式を決定するために, 術前に全身麻酔下で牽引試験を施行し, 腱の緩み, 筋の拘縮の有無を確認すると良い. 本症例では, 左

眼上斜筋腱の緩みがあり（図 8-g），第 1 眼位で上下偏位20Δを検出したため，左眼上斜筋腱縫縮＋上直筋後転術を施行し，良好な眼位・頭位となった（図 8-h）．

おわりに

　良好な頭位，眼位と両眼視機能は小児の心身の発達にとって重要であり，QOL に影響を及ぼす．視覚の制御する運動技能の発達，中でも眼と手の協応や微細な運動技能には両眼視の寄与が大きい．両眼視機能に障害があると読み書きにも支障をきたすため，就学時に注意すべきである．

　小児に斜視をみたら，早期に適切に診断し，より良い両眼視機能の獲得に結びつけたい．さらに，小児の斜視は良好に治癒しても成長・加齢および環境要因の関与によって変化する可能性があり，長期的に眼位・両眼視の管理を行うことが大切である．

文　献

1) 仁科幸子：斜視と両眼視の管理．小児眼科学（東範行編），三輪書店，pp. 123-134，2015.
2) 中尾志郎，仁科幸子，八木　瞳ほか：外直筋鼻側移動術を施行した動眼神経麻痺の一例．眼臨紀，**13**(2)：105-110，2020.
   Summary 外直筋鼻側移動術によって頭位異常が消失し良好な眼位と立体視を得た．
3) 吉田朋世，仁科幸子：内斜視．主訴と所見からみた眼科 common disease．眼科，**60**：1157-1162，2018.
4) Haggerty H, Richardson S, Hrisos S, et al：The Newcastle Control Score：a new method of grading the severity of intermittent distance exotropia. Br J Ophthalmol, **88**：233-235, 2004.

MB OCULI. No. 93：29－35, 2020

特集／斜視―基本から実践まで―

成人の斜視診療

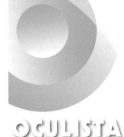

四宮加容*

Key Words： 成人発症斜視（adult-onset strabismus）， 複視（diplopia）， 小角度上下斜視（small-angle hypertropia）， 輻輳不全（convergence insufficiency）， 開散不全（divergence insufficiency）

Abstract： 成人では複視，眼精疲労，整容が斜視治療の動機になることが多い．成人発症の斜視では，麻痺性眼球運動障害，輻輳不全，小角度上下斜視，開散不全，拘束性（甲状腺眼症等）眼球運動障害が多く，60 歳を超えると急激に増加する．高齢者で糖尿病や高血圧の基礎疾患がある単独神経麻痺であれば血管性眼球運動神経麻痺で，半年以内に自然回復する可能性が高い．重症筋無力症や甲状腺眼症は見落としてはいけない鑑別疾患である．原因精査のうえ，機能面と整容面での改善を視野に入れて積極的に治療を行う．直筋の後転術では点眼麻酔で行い術中調整を試みても良い．成人の外斜視手術は小児と異なり術後の戻りが少ない．過矯正による複視を引き起こさないために控えめに定量を行う．

はじめに

一般に小児の斜視診療は両眼視機能の発達や保持を目的に治療が行われることが多い．それに対し成人では，すでに両眼視機能の発達は終了している．診療の目的は複視や眼精疲労の改善といった機能面のほかに，整容の改善といった心理，社会的な面であることが多い．また多くは患者自身が治療を希望して受診していることも小児と異なる．本人の主訴をよく聞いて，それを改善することが患者の満足につながる重要な点である．

本人の訴えを確認する

成人では複視，眼精疲労，整容が斜視治療の動機になることが多い．特に50歳代以上では複視が7割以上で最多と報告されている[1]．複視を訴えて受診した場合，まずは単眼性複視か両眼性複視を

確認する必要がある．加齢に伴い増加する白内障や黄斑疾患，また屈折異常では単眼性複視を訴えることがある．丁寧な問診を行い，患者の訴えが単眼性複視であると判明すればそれに対する治療を行う．両眼性複視であれば，斜視を疑い，眼位や眼球運動を検査し病状や原因を探る．

斜視による眼精疲労は両眼視するために融像の努力を要することが原因である．具体的には間欠性外斜視や上斜筋麻痺で起こりやすい．それ以外にも不適切な屈折矯正は眼精疲労の原因となる．検査の際にはチェックしておきたい．

整容は心理的，社会的に重要な影響を及ぼす．顕性の斜視は自尊心や自信の喪失等，心理的に負の影響があり，また雇用の機会において不利である等の報告がある[2]．治療による両眼視機能向上の見込みがなく整容的改善のみの目的であったとしても積極的に治療を行うべきと考える．性別や年齢にかかわらず整容改善の希望はあると思われるが，筆者の経験上，高齢者や男性は整容について言い出しにくい印象を受ける．「就職の面接ま

* Kayo SHINOMIYA，〒770-8503　徳島市蔵本町 3-18-15　徳島大学大学院医歯薬学研究部眼科学分野，講師

表 1. 成人発症の斜視

（文献 3 より改変）

でに治したい」「娘の結婚式までに目立たないようにしたい」等，患者自身の目標時期がある場合も多いので，可能であれば要望に応えるよう努める．

　それ以外にも頭位異常，焦点が合わない，見ようとするとぼやける（斜位近視：後述）も斜視の訴えの一つである．

病歴と検査から原因を調べる

　いつから斜視，複視が発症したのかは重要なポイントである．問診で以下のことは確認しておく．

- 小児期から斜視なのか
- 小児期から頭位異常はあったか
- 外傷の既往（頭部外傷，眼窩壁骨折）
- 手術の既往（斜視手術，バックリング手術，白内障手術）
- 既往歴（特に糖尿病，高血圧，重症筋無力症，甲状腺疾患，悪性腫瘍（眼窩内転移））

斜視に対する検査としては，視力，屈折検査，眼位検査，眼球運動検査，両眼視機能検査等を行う．複視の自覚がある場合は回旋ずれもチェックが必要で，大型弱視鏡や double maddox rods を用いた検査，眼底写真での判定を行う．

　成人発症の斜視は表 1 のように分類される[3]．そのうち多いのは，順に麻痺性眼球運動障害，輻輳不全，小角度上下斜視，開散不全，拘束性（甲状腺眼症等）眼球運動障害である．60 歳を超えると急に発症頻度が高くなってくる．

　麻痺性眼球運動障害のうち，眼運動神経（動眼神経，滑車神経，外転神経）麻痺の主な原因に血管性，脳動脈瘤，頭部外傷，腫瘍がある．最も多い原因は血管性で 4 割を占める[4]．神経栄養血管の微小循環障害で虚血により神経の機能不全をきたす．高齢者で糖尿病や高血圧の基礎疾患があり，急性・亜急性の発症で単独神経麻痺であれば血管性眼球運動神経麻痺である可能性が高い．

　輻輳不全は加齢による輻輳力の低下が原因である[5]．遠方視では複視や大きな眼位異常がなく，近方視で外斜視となり交差性複視を自覚する．開散不全は，近方視では複視がなく，遠方視で内斜視となり同側性複視を自覚する．輻輳不全，開散不全とも遠見，近見の差が 10Δ 以上あることを目安にする場合もある．

　加齢に伴い小角度の上下斜視の発生も増える．成因については眼窩内での加齢変化による"sagging eye syndrome"によるもの，中枢の虚血による skew deviations によるもの，黄斑上膜によるしわの影響等の説がある．初期には複視は間欠性で斜視角は小さいが，経年変化で複視の頻度と斜視角が増えてくるのが特徴とされ，成人斜視の 13.1％に相当すると報告がある[6]．

　眼球運動障害が起こる"眼筋麻痺（ophthalmoplegia）"の鑑別診断で問題になることの多い疾患は重症筋無力症と甲状腺眼症である．そのため血液検査でこの 2 疾患に関する検査項目（抗アセチルコリンレセプター抗体，甲状腺自己抗体）も最初から実施しておいたほうが良い[7]．夕方に複視が強くなる場合は重症筋無力症が，朝最も調子が悪くだんだん良くなる場合は甲状腺眼症が疑われる．腫瘍や骨折，その他の頭蓋内病変が疑われる場合は CT や MRI での頭蓋内，眼窩内の評価を行う（図 1）．

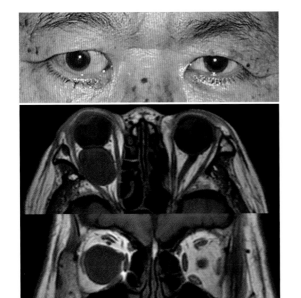

a
---
b

図 1. 眼窩腫瘍による右の外下斜視
　a：右眼の内転障害，上転障害と眼球突
　　出を認める．
　b：MRI では右筋円錐内に大きな腫瘤を
　　認める．

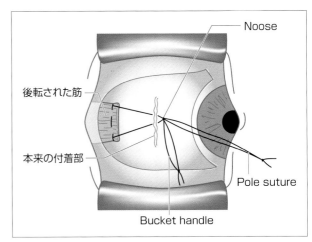

図 2. 調節糸法
メインの糸である Pole suture を Noose で留めて
吊り下げるように後転術を行う．
調節するときは Pole suture と Bucket handle を
もって Noose の位置をずらす．
シェーマでは結膜を省略している．

斜視治療

　一般に斜視治療は，屈折矯正，プリズム療法，
視能訓練，ボツリヌス毒素療法，手術等がある．
ボツリヌス毒素による斜視治療は 12 歳以上が適
応となる．血管性の眼球運動神経麻痺の場合は自
然軽快の可能性が 9 割と高いので半年は経過観察
する．それ以外の眼球運動神経麻痺，甲状腺眼症，
重症筋無力症，眼窩壁骨折，眼窩腫瘍等は原疾患
の治療をまず行う．残った斜視に関して手術を含
め治療を検討する．成人の斜視手術では，術後に
80〜85％の人が自覚的に満足しており[1)8)]，心理社
会的に有用で費用対効果が極めて高い[9)]とされ，
成人の斜視手術は積極的に治療を行うと良い．

成人の斜視手術の注意点

　通常，多くの症例はテノン嚢下麻酔による局所
麻酔で手術が可能である．成人では小児と比べて
結膜やテノン嚢組織が薄い．特に高齢者では結膜
が薄く，適切な結膜切開や丁寧な手術操作をしな
いと結膜が破れて縫合困難になることがあるので

注意が必要である．

　成人の場合は，加齢による影響，過去の斜視手
術や他の眼科手術による瘢痕，麻痺性斜視におけ
る拮抗筋の拘縮等，手術に影響するさまざまな因
子を含んでいることがある．よって，通常の定量
通りに眼位が改善しないことも多い．次のような
術中定量や術後の調整も選択肢の一つである．

①**点眼麻酔下での術中定量**[10)11)]：眼球運動に影
　響しない点眼麻酔で斜視手術を行う．塩酸オ
　キシブプロカイン(ベノキシール®)や 4％キ
　シロカイン®点眼併用またはいずれか一方を
　用いる．主に直筋の後転術が適応となる．予
　定していた術量を手術し，術中に眼位や複視
　の有無を確認する．過不足があればその場で
　修正を行う．

②**調節糸法**[12)]：作用効果の短いキシロカイン®
　の局所麻酔で初回手術を行う．メインの糸で
　ある Pole suture を Noose で留めて吊り下げ
　るように後転術を行う(図 2)．局所麻酔の切
　れる 4〜5 時間以降で眼位や複視の有無を確
　認しながら Noose を移動させて眼位の調節を
　行う．24〜48 時間以内には調整を行う必要が
　あるが，長時間経つと筋が強膜に接着して移

動しにくくなるため当科では朝1番に初回手術を行い，当日の夕方に調節を行っている．

③**静脈麻酔下での斜視手術**[13]：プロポフォール等の即効性静脈麻酔薬は導入，覚醒が早く，注入量を調整することで手術操作の間は患者を入眠させ，その後覚醒させて眼位や複視の有無を確認することができる．ただし呼吸抑制等のため麻酔科による術中管理が必要である．疼痛の抑制のためフェンタニル等の鎮痛薬を同時に投与する必要がある．複雑な斜視で移動量の予測ができない場合等で術中定量が必要な症例が適応となる．

当科では，予測がつきにくい斜視には処置の準備や調整が簡便な①をメインに行っている．成人だからこそ斜視治療の選択肢が多いが，適応をよく見極めて治療，麻酔法を選択する必要がある．

斜視のタイプによる特徴

局所麻酔・日帰り斜視手術を行った日本の成人2,328例の報告[14]によると，頻度順に外斜視（68.9％），内斜視（18.4％），上下回旋斜視（10.9％），斜視特殊型（1.8％）であった．外斜視は間欠性外斜視，次いで恒常性外斜視，内斜視は先天内斜視，次いで開散麻痺，上下回旋斜視は上斜筋麻痺が多いと述べている．

1．外斜視

間欠性外斜視が最も多い．高齢者では外斜偏位が増大するため大角度の恒常性外斜視も多い．加齢により輻輳力が低下するため，輻輳不全型外斜視が多くなる．手術では，両眼外直筋後転術や片眼の外直筋後転術＋内直筋短縮術（前後転術）を行う．当科では原則，基礎型と開散過多型は両眼の外直筋後転術を，輻輳不全型は片眼前後転術を行っている．50プリズムを超えるような大角度の外斜視では，追加手術時の定量の精度から初回手術として前後転術を選択している．追加手術の可能性を事前に説明しておく．

小児の外斜視手術では，術後に斜視角の戻りがみられることが多いため，それを見越して過矯正を狙う施設もある．しかし成人の場合は術後の戻りが少ない．過矯正による複視は社会生活を営んでいる成人にとっては不都合である．成人の外斜視，特に間欠性外斜視に対する手術は過矯正にならないよう小児より控えめに行うのが良い．

成人の外斜視は斜位近視を引き起こす場合がある．斜位近視とは，比較的大きな外斜偏位があり，両眼視下に斜位を正位に持ち込もうとしたときに発現または増強される近視のことをいう．加齢により調節のバランスが変化し，眼位を正位に保つための輻輳と同時に輻輳性調節が働くようになる．そのため両眼で見ると焦点が合わずピンボケになると訴える．治療は外斜偏位に対する手術である．

症例1：60歳代，男性．間欠性外斜視

主　訴：眼精疲労

現病歴：以前から外斜視があった．最近，眼精疲労を自覚するため受診

検　査：眼球運動制限なし．間欠性外斜視．APCT 5 m：66ΔBin，30 cm：73ΔBin．40分遮蔽後の最大斜視角は APCT 5 m：72ΔBin，30 cm：104ΔBin．眼内異常なし．TST：fly（−）左抑制あり

治　療：片眼の最大量の斜視手術を計画．追加手術が必要な可能性も説明

事前に予定矯正量の45ΔBin PAT（prism adaptation test）を行い複視なし

→左外直筋後転9 mm＋内直筋短縮9 mm

術　後：APCT 5 m：10ΔBin，30 cm：18ΔBin．TST：fly（＋），animal 3/3，circle 5/9．間欠性外斜視

斜視の頻度も角度も改善し，眼精疲労の自覚は改善した．追加手術の予定なし

2．内斜視

乳児内斜視や部分調節性内斜視の成人への持越し例は，角度が安定していればいつ手術を行っても良い．片眼の外直筋短縮＋内直筋後転を選択するが，角度が小さければ内直筋後転術のみとする．加齢に関連した開散不全型内斜視は通常の内直筋後転量では効果が不足しがちである．

症例 2：70 歳代，女性．開散不全型内斜視

主　訴：複視

現病歴，既往歴：以前から時々複視があった．最近は遠方視での複視の頻度と程度が強くなったため受診．高血圧あり

検　査：眼球運動制限なし．斜視角は APCT 5 m：8～16ΔBout，30 cm：2～10ΔBout．眼内異常なし．16ΔBout の PAT で複視なし

治　療：①まずは左右に 5Δ Bout 底を加入したプリズム眼鏡を処方→使いづらい．手術希望

②点眼麻酔下で左内直筋後転術（16Δ 狙いで 4 mm）．術中，遠見と近見の眼位と複視の自覚がないか確認し調整した

術　後：複視なし．APCT 5 m：正位，30 cm：4ΔBin

3．上下斜視

上下斜視の原因で多いのは，先天上斜筋麻痺，甲状腺眼症，後天上斜筋麻痺，眼窩壁骨折である．幼少時から頭部傾斜があった場合，先天上斜筋麻痺の代償不全型が考えられる．成人になってから複視や眼精疲労で発症し，融像域が広いこと，回

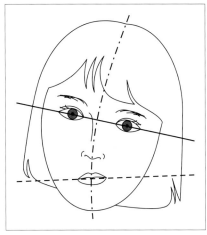

図 3．先天上斜筋麻痺での顔面非対称
右の先天上斜筋麻痺で左への斜頸を認める．両外眼角を通る線，口唇を通る線が平行ではない．

旋複視を自覚しない，顔面の非対称性，上斜筋の低形成があることが後天性との鑑別に有用である．先天上斜筋麻痺による顔面非対称性の特徴は，head tilt の方向と同側の顔面が低形成となり，頬の発達が悪く鼻や口の偏位が認められることである[15]（図 3）．甲状腺眼症では MRI の STIR 法で外眼筋の炎症を評価する．炎症が起こっている筋の伸展障害が起こるのが特徴である（図 4）．後天

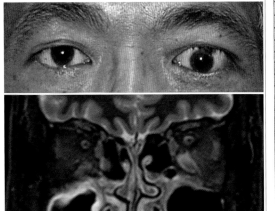
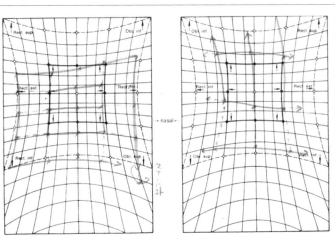

a	b
c	

図 4．甲状腺眼症
　a：左下斜視を認める．左上眼瞼後退がある．
　b：左の上転障害を認める．
　c：MRI の STIR 法画像．左下直筋は腫大しており，STIR 法で高信号となっている．
　　STIR：short T1 inversion recovery

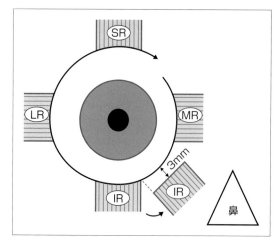

図 5.
上下直筋水平移動術
右眼の下直筋後転術 3 mm ＋鼻側移動 1 筋幅のシェーマ.
移動するときは tillaux の螺旋に平行に移動させる.
IR：下直筋，LR：外直筋，SR：上直筋，MR：内直筋

上斜筋麻痺は外傷によるものが多い．典型的には
交通事故や転落事故による頭部外傷である．脳腫
瘍治療後や白内障手術後の上下・回旋複視も後天
上斜筋麻痺が疑われる．上下ずれは少なく回旋が
メインの場合もある．

4．回旋斜視

回旋複視をきたす疾患としては，滑車神経麻痺
（上斜筋麻痺）が代表的であるが，動眼神経麻痺，
甲状腺眼症，重症筋無力症，ocular tilt reaction 等
でも認められる．正常者では回旋偏位の適応範囲
は，運動性融像が 8°，感覚性融像が 8° で合計 15°
までが適応可能とされている[16]が，高齢者では適
応範囲は狭くなる．カバーテストや APCT の眼位
検査のみでは回旋斜視の判断は困難で，シノプト
フォアや眼底写真での判定が必要である．道路の
センターラインがクロスする，障子の桟が片方傾
いている等の回旋斜視を疑わせる訴えがある場合
は回旋偏位を計測する．回旋偏位はプリズム眼鏡
では矯正できないため手術治療の適応となる．滑
車神経麻痺に対する手術は，①上下直筋水平移動
術と②上斜筋前部前転術（上斜筋強化術）がある
が，当科では手技が容易で定量性にも優れる①を
第一選択としている．滑車神経麻痺では上下偏位
も合併していることが多い．その場合，健眼の下
直筋後転＋鼻側水平移動を行う（図 5）．下直筋後
転は 1 mm で 2° 程度の矯正効果，1 筋幅の鼻側移
動で 7° 程度の外回旋矯正効果がある．

おわりに

成人の斜視では主訴に応じた診療が必要であ
る．複視を自覚している後天性の斜視では原因精
査をしっかり行う．機能面と整容面での改善を視
野に入れて積極的に治療を行うのが良い．

文 献

1) 藤池佳子，勝田智子，水野嘉信：成人斜視の手術
成績と術後の満足度．あたらしい眼科，**26**(11)：
1567-1571，2009.
2) Olitsky SE, Sudesh S, Graziano A, et al：The
negative psychosocial impact of strabismus in
adults. J AAPOS, **3**(4)：209-211, 1999.
3) Martinez-Thompson JM, Diehl NN, Holmes JM,
et al：Incidence, types, and lifetime risk of
adult-onset strabismus. Ophthalmology, **121**
(4)：877-882, 2014.
4) 宮本和明：【麻痺性斜視】麻痺性斜視の経過と予
後．神経眼科，**33**(1)：11-15，2016.
   Summary 21 年間の 797 名という多数のデータ
   から，麻痺性斜視の原因と経過を述べている．
5) 内海 隆：開業してもこんなに役に立つ弱視・斜
視 ここまで知っていれば大丈夫 成人の斜視
を中心に．眼科臨床紀要，**4**(1)：53-55，2011.
6) Shah SM, Martinez-Thompson JM, Diehl NN, et
al： Adult-onset nonparalytic, small-angle
hypertropia. J AAPOS, **22**(6)：438-440, 2018.
7) 大平明彦：高齢者の複視．MB OCULI，**53**：28-
34，2017.
8) 篠原隆紀，橋本禎子，八子恵子：成人斜視手術の

検討. 眼科臨床医報(0386-9601), **96**(3)：328-330, 2002.

9) Fujiike K, Mizuno Y, Hiratsuka Y, et al：Strabismus Surgery Study Group：Quality of life and cost-utility assessment after strabismus surgery in adults. Jpn J Ophthalmol, **55**(3)：268-276, 2011.

10) 八子恵子：ワンポイントアドバイス　点眼麻酔による斜視手術. 眼科手術, **19**(2)：206-207, 2006.

11) 木村亜紀子：手術手技のコツ　点眼麻酔による斜視手術のコツ. 眼科手術, **25**(4)：546-548, 2012.
Summary　10)11)とも点眼麻酔による斜視手術で気を付けるべき点が詳しく記載されている.

12) Kenneth WW： Adjustable suture technique. Color Atlas of Strabismus Surgery third ed, Springer, New York, pp. 136-148, 2007.
Summary　斜視手術についてイラストや写真を多用して解説している. DVD 付き.

13) Ohmi G, Hosohata J, Okada AA, et al：Strabismus surgery using the intraoperative adjustable suture method under anesthesia with propofol. Jpn J Ophthalmol, **43**(6)：522-525, 1999.

14) 大鹿京子：成人斜視手術例の種類と両眼視機能. 日視能訓練士会誌, **45**：297-305, 2016.

15) Wilson ME, Hoxie J：Facial asymmetry in superior oblique muscle palsy. J Pediatr Ophthalmol Strabismus, **30**：315-318, 1993.

16) Guyton DL：Ocular torsion：sensorimotor principles. Graefes Arch Clin Exp Ophthalmol, **226**(3)：241-245, 1988.

ここからスタート！眼形成手術の基本手技

編集　鹿嶋友敬
今川幸宏
田邉美香

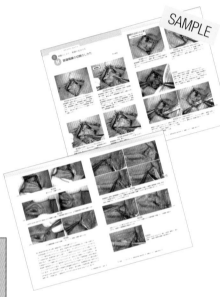

SAMPLE

眼形成手術に必要な器具の使い方、症例に応じた手術デザインをはじめ、麻酔、消毒、ドレーピングを含めた術中手技の実際を、多数の写真やシェーマを用いて気鋭のエキスパートが解説！
これから眼形成手術を学んでいきたい眼科、形成外科、美容外科の先生方にぜひ手に取っていただきたい1冊です。

■ B5 判　オールカラー　184 頁
定価（本体価格 7,500 円＋税）
■ 2018 年 1 月発行

CONTENTS

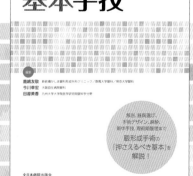

ここからスタート！
眼形成手術の
基本手技

編集
鹿嶋友敬　前橋境がし野眼科形成外科クリニック／群馬大学眼科／東京大学眼科
今川幸宏　大阪回生病院眼科
田邉美香　九州大学大学院医学研究院眼科学分野

解剖、器具選び、
手術デザイン、麻酔、
術中手技、周術期管理まで
眼形成手術の
「押さえるべき基本」を
解説！

全日本病院出版会

全日本病院出版会　〒113-0033 東京都文京区本郷 3-16-4　Tel:03-5689-5989
www.zenniti.com　　　　　　　　　　　　　　　　　　　　　　Fax:03-5689-8030

MB OCULI. No. 93：37-45, 2020

特集／斜視─基本から実践まで─

麻痺性斜視

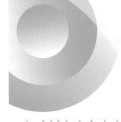

OCULISTA

増田明子*1　木村亜紀子*2

Key Words： 麻痺性斜視(paralytic strabismus), 複視(diplopia), 急性発症(sudden onset), 眼筋麻痺(ophthalmoplegia), 眼運動神経麻痺(ocular motor paralysis)

Abstract：我が国は超高齢化社会を迎えており, 動脈硬化や生活習慣の影響による虚血性(微小循環障害)眼運動神経麻痺が多くみられるが, 外傷や腫瘍等, 他の原因で生じる眼運動神経麻痺や重症筋無力症等の筋原性による麻痺性斜視も経験する. 患者は急に複視を自覚することで, quality of life, quality of vision で大きな不安と不自由さを感じている. 自然軽快するものもあるが, 虚血性のものでも一部は複視が残存し, 外傷や腫瘍等が原因の場合では複視残存の頻度はさらに高まる. 各眼運動神経麻痺の一番の原因は虚血性であるが, 2番目以降は各眼運動神経で異なる. 麻痺性斜視の原因検索には, 問診でおおよその見当をつけて検査を進めると, 見逃しを防ぐことができるため, 問診は重要である. 本稿では, 麻痺性斜視の原因, 経過と予後, そして治療について述べ, 後半では各眼運動神経麻痺について述べる.

はじめに

斜視は, 斜視角が固視眼またはむき眼位にかかわらず同じ共同性(comitance)と, 斜視角が固視眼またはむき眼位によって変わる非共同性(incomitance)に分類され, 麻痺性斜視は, 眼筋麻痺により引き起こる非共同性斜視である(図1). 広義には眼球運動異常を伴う斜視を示すため, 筋原性斜視や機械的斜視も含まれる. 麻痺性斜視の患者は「複視」を自覚していることが多く, quality of life で大きな支障をきたしている. 急性発症で, 両眼複視を訴える場合は, まず麻痺性斜視を念頭に精査を行う必要がある.

麻痺性斜視の原因

麻痺性斜視の原因には, 眼運動神経麻痺の原因

*1 Akiko MASUDA, 〒663-8501　西宮市武庫川町1-1　兵庫医科大学眼科学, 助教
*2 Akiko KIMURA, 同, 准教授

となりうる血管性(微小循環障害), 脳動脈瘤, 頭部外傷, 腫瘍等があり, 原因検索には問診が重要であり, 高血圧, 糖尿病, 高脂血症等, 動脈硬化性変化がある場合は, 末梢循環不全による血管性を疑う根拠となる. また,「階段が降りにくい」「読書が困難」等の下方視での複視,「道路のセンターラインが斜めに見える」等の回旋複視を訴える場合は, 滑車神経麻痺を疑い, 特に頭部を強打する外傷の既往がある場合は, 両側性の滑車神経麻痺を疑う. 代償不全性上斜筋麻痺は, 幼少時より代償頭位があり, 中高年になり徐々に上下複視を自覚するため, 幼少期から頭を傾斜していたかどうかの問診が重要である. 各眼運動神経麻痺の原因は, いずれも血管性が4割と共通しているが, 次いで多い原因は, 動眼神経麻痺では脳動脈瘤, 外傷, 腫瘍で, 滑車神経麻痺では先天性(代償不全性), 外傷が多く, 逆に動脈瘤が原因となることは極めて稀である[1]. 外転神経麻痺では脳腫瘍, 動脈瘤, そして外転神経麻痺の関連疾患である頸動

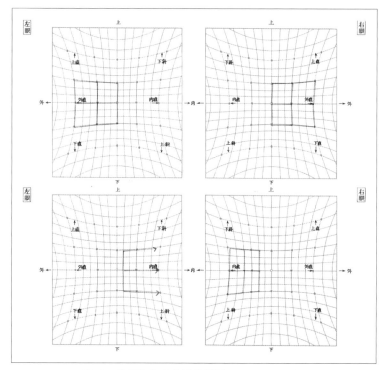

図 1. 共同性と非共同性斜視のヘスチャート
上段：共同性斜視. 両眼とも眼球運動の大きさが同等である.
下段：非共同性斜視(右外転神経麻痺). 左右を比較すると右眼が小さ
く, 右外転作用に制限があり, 左眼は強いインパルスを受け眼球運動
が大きくなっているのがわかる.

表 1. 眼運動神経麻痺性斜視の原因

	1位	2位	3位以下
動眼神経麻痺	血管性	脳動脈瘤	外傷, 脳腫瘍, その他
滑車神経麻痺	血管性	先天性(代償不全性)	外傷, その他
外転神経麻痺	血管性	脳腫瘍	動脈瘤, 頸動脈海綿静脈洞瘻(CCF), その他

脈海綿静脈洞瘻(carotid-cavernous fistula：CCF)の順となっている[1](表1). 血管性は一般的には高齢者に多く, 自然軽快する症例が多いため, 高齢者でも経過が長い症例や若年者では, 血管性よりも腫瘍等を疑い頭蓋内精査は必要である(図2). また, 眼運動神経支配と一致しない眼球運動障害がある場合は, 筋原性を疑う. 甲状腺眼症では朝に調子が悪い日内変動があり, 甲状腺関連自己抗体の上昇を採血検査で確かめ, 疑わしい場合はMRIで外眼筋に炎症, 肥大がないかを調べる(図3). 重症筋無力症では, 甲状腺眼症とは逆に夕方調子が悪くなる日内変動を認め, テンシロン(アンチレクス®)テストが陽性, 抗アセチルコ

リンレセプター(AchR)抗体の上昇(眼筋型では約半数は陰性), 抗MuSK抗体を採血検査で確かめる等で診断していく(表2).

経過と予後

　動眼・滑車・外転神経麻痺の各眼運動神経麻痺の治癒率に差はなく, どの神経麻痺も5～6割は完解するため複視も消失するが, 残りは不完全回復も含めて複視が残存する[1]. 原因別でみると, 最も寛解の頻度が高いのは血管性で, 発症から数か月で徐々に回復し, 6か月で9割が改善する[2]. 滑車神経麻痺の原因に多い外傷性では5割, 動眼神経麻痺や外転神経麻痺の原因に多い脳動脈瘤や腫

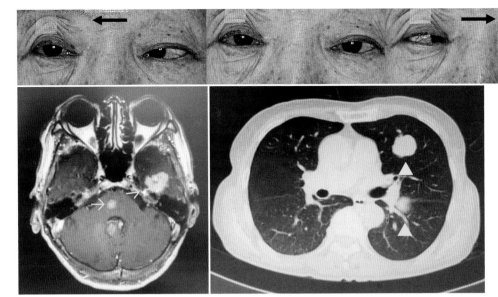

図 2. 頭部 MRI. 腫瘍
a：右外転制限を認める.
b：頭部 MRI. 転移性多発性脳腫瘍(矢印)による外転神経麻痺と診断できる.
c：胸部 CT. 原発巣は肺腫瘍(矢頭)であった.

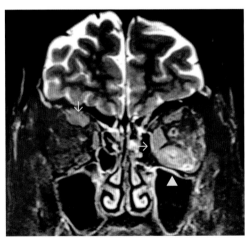

図 3. 眼窩 MRI T2 STIR. 甲状腺眼症
眼窩 MRI STIR 法にて右眼の上直筋, 左眼の内直筋, 下直筋の肥厚(矢印)と炎症(矢頭)を認める. 抗サイログロブリン抗体高値を認めた.

瘍は回復が不良で, 外転神経麻痺が初発で全外眼筋麻痺を起こす CCF は, 手術にて原疾患が治癒しても, 約半数は回復しない.

治 療

麻痺性斜視の原因が脳動脈瘤や腫瘍, CCF では, 原疾患の治療を優先する. また, 甲状腺眼症等の筋原性も, 原疾患の病勢を MRI で評価したうえで消炎治療を優先し, 消炎後にも外眼筋肥大による複視が残存する場合は, 斜視の治療が必要となる. 前述の通り, 血管性や外傷の一部では自然寛解が期待できるが, 第一眼位での複視が残存すれば, 複視消失を目的に, プリズム眼鏡や手術加療を選択する. これまで, 症状が固定するまでの経過観察期間中, 患者の複視を軽減するために Fresnel 膜プリズムや遮蔽膜, あるいは眼帯を用

表 2. 問診・視診から考えられる原因（または疾患）と検査

問診，視診内容	疑わしい原因または疾患	検 査
高血圧，糖尿病，高脂血症等，動脈硬化性変化	血管性	血圧測定，採血（未施行の場合）
激しい頭痛	脳動脈瘤による動眼神経麻痺	瞳孔散大 頭部 MRI
「階段が降りにくい」「読書が困難」等の下方視での複視 「道路のセンターラインが斜めに見える」等の回旋複視	滑車神経麻痺	眼底写真での外方回旋 大型弱視鏡による外方回旋偏位
幼少時からの斜頸 青年期での上下複視の自覚	代償不全性上斜筋麻痺	顔面の非対称の確認
頭部外傷	両眼性滑車神経麻痺	眼底写真での外方回旋
充血，眼球突出，眼がズキンズキンする	CCF による外転神経麻痺	頭部 MRI，MRA
起床時に調子が悪く，徐々に改善してくる日内変動	甲状腺眼症	甲状腺自己抗体の上昇 眼窩 MRI で外眼筋の肥厚や炎症
夕方になるにつれて症状が悪化する日内変動	重症筋無力症	抗 AChR 抗体 エドロフォニウム（テンシロン）テスト
若年発症 経過の長い麻痺性斜視	脳腫瘍	頭部 MRI

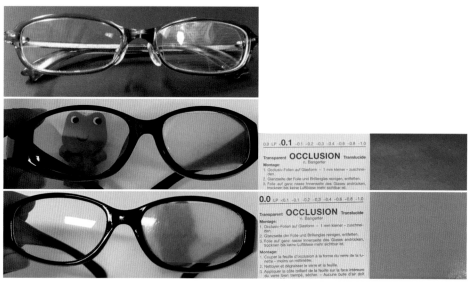

図 4. Fresnel 膜プリズム．遮蔽膜

a：眼鏡の左内側に Fresnel 膜プリズムを貼った状態

b：遮蔽膜＜0.1 を左眼に貼っている．外観上はあまり目立たない．遮蔽膜を貼っていない右眼鏡の見え方

c：左眼鏡に遮蔽膜 0.0 を貼ったときの見え方

$$\frac{a}{\frac{b}{c}}$$

いた片眼遮蔽（図4）等が用いられてきたが，2015年6月から斜視に対するA型ボツリヌス毒素製剤「ボトックス®注用50単位／同100単位」（一般名：A型ボツリヌス毒素）（以下，ボトックス®）の注射が認可され，新しい保存的治療として用いられる

ようになった．ただし，斜視に対するボトックス®治療を行うためには，眼科専門医であることに加え，定められた講習会（講習・実技セミナー）を受講したという修了証が必要である．注射の問題点としては，まだ定量性が確立されていないことや

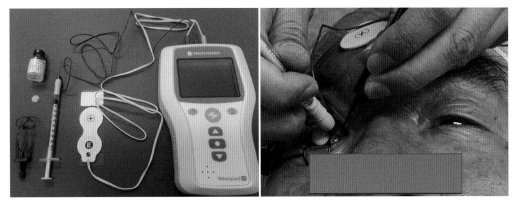

図 5. 左内直筋へのボトックス® 注射

a：左から,
　ボトックス® 注 50 単位, ライトシールド(半田屋商店), チタン製開瞼器
　ディスポ皮下注入電極(リード線が赤色-針管の外径 30 G, 針管の長さ 25 mm)
　皮下注入電極用基準電極(日本光電工業)
　筋電計(日本光電工業)
b：筋電計で内直筋の筋緊張に伴う信号音を確認できたら, ボトックス® を 1.25〜2.5
　単位注射する.

表 3. 動眼神経麻痺関連症候群

動眼神経麻痺関連症候群	障害部位	症　状
Benedict 症候群	赤核	III 麻痺と反対側の企画振戦
Claude 症候群	赤核下部	III 麻痺と反対側の運動失調
Weber 症候群	大脳脚	III 麻痺と反対側の片麻痺

副作用としての眼瞼下垂や過矯正を含む新たな斜視の合併等が挙げられるが, 急性期の複視の改善, 筋拘縮予防効果等の有効性も報告されている[3)4)](図 5).

各眼運動神経麻痺について

1. 動眼神経麻痺(oculomotor palsy)

　動眼神経核は中脳水道の腹側の正中に存在するため, 核麻痺では両眼性で複雑な所見となりやすい. 神経線維は腹側に向かって走行し, 赤核を貫いて大脳脚の間から動眼神経として脳外に出る(表 3). その後, 脳底を前方に進み, 海綿静脈洞の中を走行し, 上眼窩裂から眼窩へ入り, 上枝, 下枝に分かれ, 上枝は眼瞼挙筋と上直筋, 下枝は内直筋, 下斜筋, 下直筋, 瞳孔括約筋および毛様体筋を支配する[5)].

　動眼神経麻痺は 6 本の外眼筋のうち 4 本に麻痺が生じるため, 眼位は外直筋と上斜筋の作用で外下斜視を呈し, 眼球は内方回旋偏位となる. 激しい頭痛を訴え, 瞳孔不同をきたしている場合は, 動脈瘤をまず疑い, 脳神経外科または救急外来に搬送することが先決である.

　斜視手術は外斜視と上下斜視に対する術式を選択する. 外斜視に対しては, 基本的には眼球運動が正中を越えて内転する場合は不全麻痺, 正中まで到達しない場合は完全麻痺と便宜的に判断し, 不全麻痺では外直筋大量後転を中心に, 内直筋短縮を追加するが, 上下斜視の合併があり下直筋手術を併施する場合は, 二期的に手術を計画する. 3 筋以上の同時操作は前眼部眼虚血の危険性が高まるとの報告があるため[6)7)], 1 回の手術では 2 直筋での術式を選択する(図 6). MRI で内直筋の菲薄化がみられる場合は, 長期的に内直筋短縮術の効果が持続しない危険性があるため, 外直筋の大量後転術を選択する[8)]. 一方, 完全麻痺の場合は, 水平筋手術に加え上斜筋移動術の適応となる[9)10)].

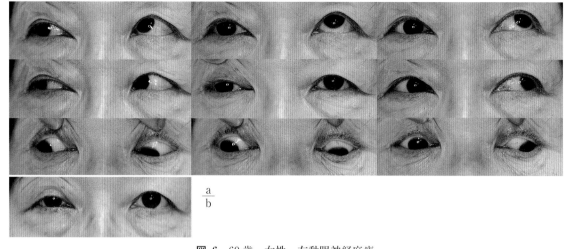

図 6. 60 歳，女性．右動眼神経麻痺

a：9 方向向き眼位写真．正面で遠見 45PD 外斜視，30PD 右下斜視を認める．右内転制限は
　　正中を越えて可能だが，上下方向は，正中を越えない眼球運動制限を認める．右外直筋大量
　　後転（赤道部まで）と下直筋後転 2 mm を全身麻酔下で施行．

b：術後眼位は遠見 6PD 右下斜視となった．

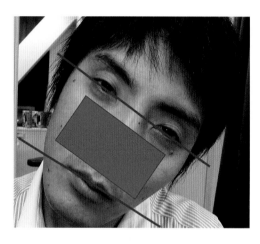

図 7.
29 歳，男性．代償不全性上斜筋麻痺，顔面の非対称
幼少時より左への頭位斜頸があり，10 年ほど前より
上下複視を自覚．両眼の外眼角を結ぶラインと口角
縁を結ぶラインが頭部傾斜している側で交わる．

2．滑車神経麻痺(trochlear palsy)

　滑車神経核は，中脳水道の腹側にあり，動眼神
経核の下方に位置する．神経線維はまず背側に走
行し，中脳水道を取り囲んで左右の神経線維が交
叉し，脳幹の背面で滑車神経として脳外へ出る[5]．

　滑車神経麻痺は上斜筋の単独麻痺により，眼位
は麻痺眼が上斜視を呈し，眼球は外方回旋偏位と
なる．前述の通り，「階段が降りにくい」「読書が困
難」等の下方視で増悪する複視，「道路のセンター
ラインが斜めに見える」等の回旋複視を訴える場
合は，滑車神経麻痺が極めて疑わしい．中高年に
なり徐々に上下複視を自覚し，回旋複視より上下
複視の訴えが強い場合は代償不全性（先天性）を疑

い[4]．問診で幼少からの斜頸と，視診で顔の非対
称が診断の一助となる（図 7）．健眼固視で麻痺眼
の上斜視が遷延すると，上直筋の拘縮を伴い，下
方視全体での複視のため，診断が困難となる場合
もあり[8]，Knapp 分類[11]による治療方針が参考に
なる．これは 9 方向眼位で複視が強くなる部位に
より，上斜筋麻痺を class I 〜 VII に分類したもの
で，下斜筋過動を伴う class I が最も典型的なパ
ターンで，この場合は下斜筋手術の適応となる．
Class II は上斜筋遅動を伴い，class I と II で全体の
6 割を占める[11]．また，意識障害を伴う頭部交通
外傷等の既往があり，上下偏位が少ない割に下方
視で 10° 以上の外方回旋偏位を認める場合は，両

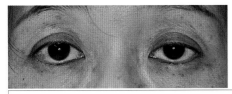

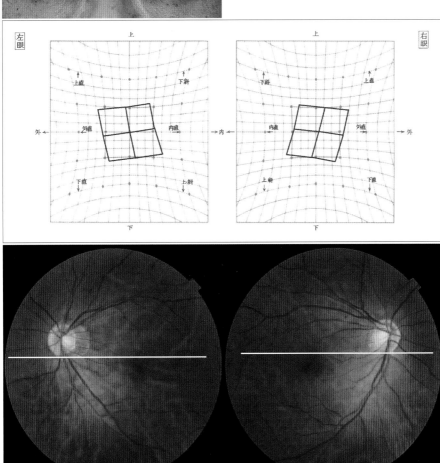

図 8. 30歳, 男性. 両滑車神経麻痺

a / b / c

交通外傷後である. 大型弱視鏡を用いた 9 方向向き眼位検査では正面 16°,
下方視 20° の外方回旋偏位を認めた.

a：第 1 眼位では, 眼位異常が外観上全くわからない.

b：ヘスチャートで V パターンを認めた.

c：眼底写真では乳頭下縁に引いた線よりも下方に黄斑が位置し, 外方回
旋偏位であることがわかる.

眼性の可能性が高く(図 8), 上下偏位が大きいた
めに片眼性と思われる症例でも, 左右差が大きい
両眼性が潜んでいる masked bilateral superior
oblique palsy(MBSOP)の場合もあり, 常に両眼
性を念頭に置く必要がある. 後天滑車神経麻痺の
上下と回旋偏位の矯正には, 健眼の下直筋後転と
鼻側移動術が, 上下偏位と回旋偏位を同時に矯正

でき, しかも手技も簡易な優れた術式と考えてい
る[12)13)].

3. 外転神経麻痺(abducens palsy)

外転神経核は橋の第四脳室底にあり, 顔面神経
に囲まれているため, 核麻痺では顔面神経麻痺を
伴いやすく, 水平注視麻痺や開散麻痺を合併しや
すい. 外転神経核から出た神経線維は腹側に向

表 4. 外転神経麻痺関連症候群

外転神経麻痺関連症候群		症　状
中枢性	Moebius 症候群	先天性両Ⅵ麻痺と顔面神経麻痺，水平注視麻痺，片麻痺
	Foville 症候群	片眼Ⅵ麻痺と顔面神経麻痺，水平注視麻痺，反対側片麻痺
	Millard-Gubler 症候群	片眼Ⅵ麻痺と顔面神経麻痺，反対側片麻痺
末梢性	Gradenigo 症候群	Ⅵ麻痺，難聴，三叉神経麻痺
	小脳橋角腫瘍（聴神経腫瘍）	Ⅵ麻痺，難聴，顔面神経麻痺，三叉神経麻痺あるいは，うっ血乳頭

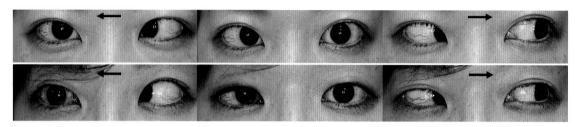

図 9. 30歳，女性．右外転神経麻痺
　a：ボトックス® 投与前．遠見 35PD 内斜視．右内直筋に 5 単位投与した．
　b：投与後 4 週間．遠見 4PD 外斜位となった．右外転は正中を越え，内転
　　制限も認めなかった．

$\frac{a}{b}$

かって走行し，脳外へ出る．外転神経は脳底を前方へ進み，海綿静脈洞内を通り上眼窩裂から眼窩へ入り，外直筋を支配する[5]（表 4）．

　外転神経麻痺は外直筋の単独麻痺により，眼位は内斜視となる．術式の選択は，眼球運動制限が軽度で正中を越えて外転する場合は，外直筋短縮術単独または内直筋後転術併施を行う．西田法は，眼球運動制限が高度で最大努力によっても正中に達しない場合に適応となる．麻痺筋の短縮や麻痺筋を用いた術式は長期的に戻りを認めることが難点で，稲富法や Jensen 法等の眼筋移動術は筋腹を裂くことで前眼部虚血の危険性が生じていた．しかし，西田法は Jensen 法に改良を加え，上下直筋を裂かずに直接強膜に縫着するため，戻りが少なく，前眼部虚血の危険が避けられる利点がある[14]．手術の注意点としては，上下直筋を均等に操作しなければ，術後に上下斜視が生じることがある．また，長期にわたる外転神経麻痺では，内直筋の拘縮により，西田法に加え内直筋後転術の併施が必須となるが，内直筋後転量における定量性は確立されていない[4)15]．そのため，発症から症状固定までの経過観察中に内直筋の拘縮予防に

ボトックス® 治療を行うことは，有効と考えられている[3)4)16]（図 9）．

最後に

　麻痺性斜視の基本的な診断と経過，そして治療について述べた．麻痺性斜視の原因は，動脈硬化性変化による虚血性眼運動神経麻痺が多く，大半が自然軽快するため，腫瘍等他の原疾患を見落しかねない．そこで系統的な診断が重要であり，また原因別に異なる経過を，患者に丁寧にインフォームドコンセントすることも忘れてはいけない．

文　献

1) 宮本和明：麻痺性斜視の経過と予後．神経眼科，**33**：11-15，2016.
2) Akagi T, Miyamoto K, Kashii S, et al：Cause and prognosis of neurologically isolated third, fourth, or sixth cranial nerve dysfunction in cases of oculomotor palsy. Jpn J Ophthalmol, **52**：32-35, 2008.
3) 木村亜紀子：麻痺性斜視の薬物治療．あたらしい

眼科，**35**：337-342，2018.

Summary 麻痺性斜視の経過観察期間中に対するボトックス®について，投与方法をはじめ，わかりやすく説明されている文献.

4) 林　孝雄：斜視治療の進歩. 医学のあゆみ，**262**：985-989，2017.

5) 丸尾敏夫，久保田伸枝：麻痺性斜視-神経原性斜視. 斜視と眼球運動異常（丸尾敏夫，久保田伸枝編），文光堂，pp. 81-94，2002.

Summary 斜視を学ぶために必要不可欠な書籍である.

6) 増田明子：斜視治療入門編. 合併症とその対策. 眼科，**56**：831-837，2014.

7) Lee JP, Oliver JM：Anterior segment ischemia. Eye, **4**：1-6, 1990.

8) 根岸貴志：麻痺性斜視の手術治療. 神経眼科，**33**：23-26，2016.

9) 林　孝雄：上下斜筋手術手技. 眼科，**56**：819-824，2014.

10) 丸尾敏夫，久保田伸枝：手術術式. 斜視と眼球運動異常（丸尾敏夫，久保田伸枝編），文光堂，pp.

252-256，2002.

11) Knapp P：Dignosis and surgical treatment of hypertropia. Am Orthop J, **21**：29-37, 1971.

12) 木村亜紀子：上下直筋水平移動術. 眼科，**52**：1887-1893，2010.

13) Okamoto M, Kimura A, Masuda A, et al：Surgical effects of nasal transposition of inferior rectus muscle-135 cases of acquired superior oblique palsy. Clin Ophthalmol, **9**：691-695, 2015.

14) 木村亜紀子：眼筋移動術. 眼科最新手術，**10**：1516-1520，2011.

Summary 麻痺性斜視に対するすべての眼筋移動術の適応と手技が記載されている.

15) 西田保裕：外転神経麻痺に対する眼筋移動術. 眼科，**52**：1877-1882，2010.

16) Lee J, Harris S, Cooper K, et al：Results of a prospective randomized trial of botulinum toxin therapy in acute unilateral sixth nerve palsy. J Pediatr Ophthalmol Strabismus, **31**：283-286, 1994.

MB OCULI. No. 93：46-51, 2020

特集／斜視―基本から実践まで―

強度近視性固定内斜視

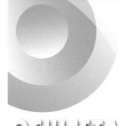

山口　真*

Key Words： 強度近視性固定内斜視(high myopic strabismus fixus convergence)，強度近視(high myopia)，横山法(Yokoyama procedure)，斜視手術(strabismus surgery)，核磁気共鳴画像診断装置(magnetic resonance imaging：MRI)

Abstract：強度近視性固定内斜視とは強度近視に伴う後天性の内斜視で，強度近視により眼軸が延長し，筋円錐内に収まりきらなくなった眼球後部が上直筋と外直筋の間から筋円錐外に脱臼して生じ，眼球が内下転位となったまま動かなくなる状態をいう．診断は冠状断 MRI を撮影し，上直筋が鼻側に外直筋が下方に偏位し，眼球後部が筋円錐外に脱臼していることを確認することで行う．治療法は外直筋と上直筋の筋腹を結合し，脱臼した眼球後部を筋円錐内に整復する横山法を行う．これにより，眼位のみならず眼球運動も改善させることができる．

強度近視性固定内斜視とは

軸性の強度近視により生じる強度近視性内斜視は中年以降に発症する片眼または両眼性の進行性の斜視である．強度近視により眼軸が延長し 27 mm 以上(多くの場合は 30 mm を超える)となることで，筋円錐内に収まりきらなくなった眼球後部が上直筋と外直筋の間から筋円錐外に脱臼して生じる[1]．強度近視性内斜視が重症になると眼球が内下転位となったまま動かなくなるいわゆる固定斜視(strabismus fixus)となる．これが強度近視性固定内斜視(high myopic strabismus fixus convergence)であり，脱臼した眼球後部が上直筋と外直筋によって挟まれることによって，機械的眼球運動制限と極端な内下転位を生じるのである(図 1，2)．

診　断

軸性の強度近視眼に発症した内斜視をみた場合，診断においてはまず牽引試験を行い，機械的眼球運動制限の有無を確認する．機械的眼球運動制限が確認できれば次に冠状断 MRI を撮影し，上直筋が鼻側に外直筋が下方に偏位し，眼球後部が筋円錐外に脱臼していることを確認する(図 3)．正常眼と比べるとわかりやすいが(図 4)，強度近視性固定内斜視症例では明らかに眼球後部が筋円錐外に脱臼している．強度近視性内斜視症例の冠状断 MRI 画像を調べた我々のデータ[2]では眼球の面重心から，上直筋および外直筋の面重心を結ぶ線で形成される角度を脱臼の程度を表す脱臼角と定義して(図 5)，正常眼が 105.2°±8.4 であるのに対して，強度近視性内斜視眼では 179.9°±30.8 と明らかに大きいことがわかった．この角度，つまり筋円錐からの眼球脱臼の程度が大きいほど眼球運動制限が強くなることもわかっている．

治　療

治療は外直筋と上直筋の筋腹を結合し，脱臼した眼球後部を筋円錐内に整復する横山法[2]を行う．解剖学的な眼球の位置異常を改善させること

* Makoto YAMAGUCHI，〒544-0011　大阪市生野区田島 6-6-17　山口眼科，院長

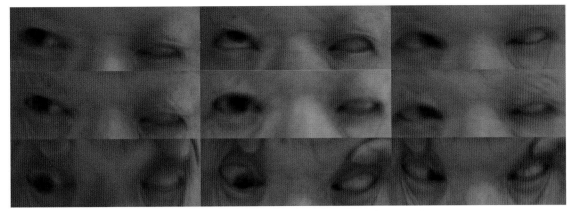

図 1. 左眼強度近視性固定内斜視症例の 9 方向眼位写真
左眼が極端な内下転位のまま固定され，全く動かない．

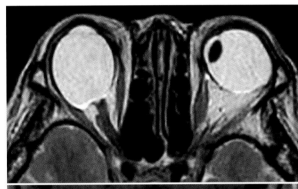
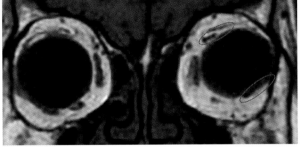

図 2.
左眼強度近視性固定内斜視症例の MRI 画像
　　a：水平断画像では斜視のない右眼には両水平
　　　直筋と視神経が同時に描出されているが，斜視
　　　眼の場合，内直筋は描出されているが視神経と
　　　外直筋が描出されていない．
　　b：冠状断画像では上直筋の鼻側偏位，外直筋の
　　　下方偏位を認める．

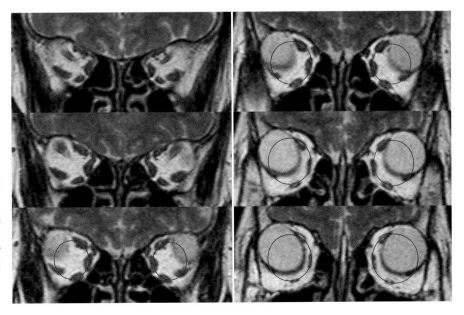

図 3.
両眼性の強度近視性固定内
斜視症例の冠状断 MRI 画像
眼窩の後方から前方へと連
続したスライスを示す．左中
段が視神経・眼球接合部が含
まれるスライスで，円は筋円
錐の断面を示す．

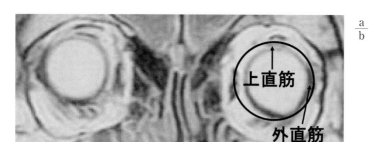

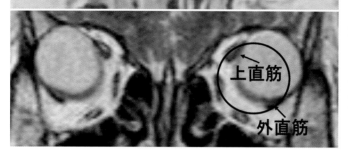

図 4.
冠状断 MRI 画像
　a：正常者
　b：両眼強度近視性固定内斜視症例
正常者では，図の円で示す筋円錐内に眼球が
収まっているが，強度近視性固定内斜視症例
では筋円錐から耳上側へ眼球が脱臼している
ことが確認できる.

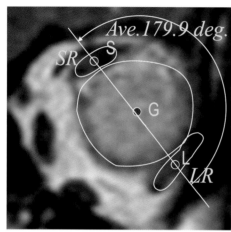
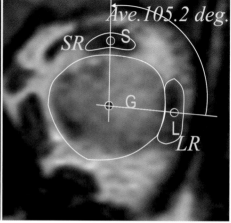

　　a．術前　　　　　　　　　　　　　b．術後
図 5. 脱臼角の測定方法
　上外直筋縫着施行前後の冠状断 MRI. 眼球の脱臼角は，
　角 LGS の眼窩上耳側に面する側と定義した.
　G：眼球の面重心，LR：外直筋，L：外直筋の面重心，
　SR：上直筋，S：上直筋の面重心

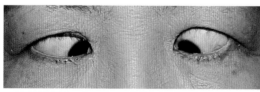
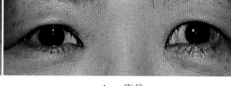

　　a．術前　　　　　　　　　　　　　b．術後
図 6. 両眼性強度近視性固定内斜視症例の術前後の眼位写真

により，眼位および眼球運動障害を改善させるの
である(図6). 重要なのはMRIできちんと眼球脱
臼を確認して診断を確定し，理に適った手術を行
うことである. 横山法により筋円錐内に眼球が整

復されていることが術後 MRI で確認できる(図
7). この疾患において，内直筋後転術のみでは効
果は薄く，外直筋の切除短縮を行うと筋円錐内で
眼球がより窮屈な状態となり状況を悪化させてし

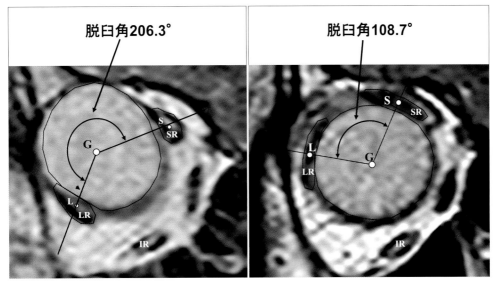

脱臼角206.3°

脱臼角108.7°

a．術前

b．術後

図 7．術前後の冠状断 MRI 画像（右眼）

G：眼球の面重心，LR：外直筋，L：外直筋の面重心，SR：
上直筋，S：上直筋の面重心，IR：下直筋

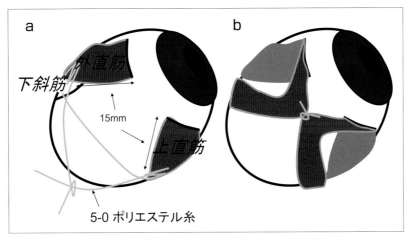

図 8．横山法（上外直筋結合術）の模式図（左眼）

a：縫合糸を外直筋および上直筋の付着部後方 15 mm に通糸したところ

b：糸を結紮して上外直筋を縫着したところ

まう可能性がある．鑑別診断が重要なことはいう
までもなく，強度近視眼に合併した外転神経麻痺
や甲状腺眼症等の場合，それぞれ西田法[3]等の筋
移動術や直筋の後転術等で対応することになるだ
ろう．

＜手術手技（横山法）＞

図 8 の模式図のように上直筋の筋付着部より 15
mm 後方の筋腹耳縁に 5-0 ポリエステル糸を 2 度
通糸し，同じ糸で外直筋の筋付着部より 15 mm 後

方の筋腹上縁に 2 度通糸して締め上げ結合させ
る．眼球後部を筋円錐内に戻すため十分後方の筋
腹同士を寄せる必要があり，通糸位置が前方にな
りすぎたり，筋腹を 2 分割したりしてしまうと効
果が得られにくくなる．15 mm 後方の通糸位置を
筋を損傷せず術野に引き出すには，まず絹糸で筋
付着部より 10 mm 後方に前置糸を掛けておき，
通糸位置を引き出すと良い（図 9）．以上のことを
きちんと行うには局所麻酔では疼痛が問題となる

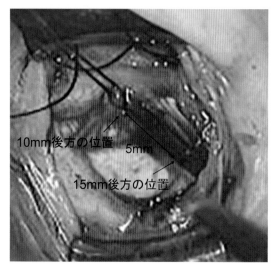

図 9.
前置糸による牽引（左眼）
上直筋の筋付着部より 10 mm 後方に絹糸を
通糸しそれを引くことにより，筋付着部より
15 mm 後方の筋腹を出す.

10mm後方の位置

5mm

15mm後方の位置

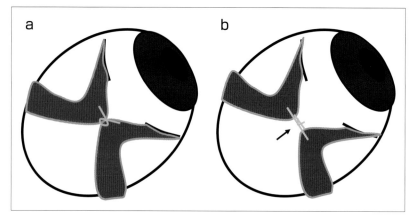

a

b

図 10．上外直筋の結合（左眼）
a のように上直筋と外直筋が接するまで締め上げる必要があ
るが，b のように強膜に糸が直接触れていると（矢印），術後
強膜を損傷する恐れがある.

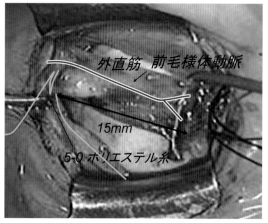

外直筋　前毛様体動脈

15mm

5-0 ポリエステル糸

図 11．外直筋への通糸（左眼）
外直筋の筋付着部より 15 mm 後方の筋腹に前毛
様体動脈を避けて 5-0 ポリエステル糸を通糸

ため全身麻酔下で行うのが望ましい.

　通糸の際は両直筋の下にある上斜筋や下斜筋に
糸を掛けてしまわないように注意が必要である.
また，しっかり両直筋の筋腹が接するまで寄せる
ことが重要で，寄せきれず強膜に糸が接している
と術後強膜にこの糸が食い込み，強膜を損傷する
可能性がある（図 10）．さらに，長期にわたる極端
な内転位により，内直筋が二次的に拘縮している
場合が少なからずあり，この場合内直筋後転術の
追加が必要である．このため，筋腹への通糸幅に
も気を配る必要がある．両直筋を寄せる力を十分
に得るため，また筋を損傷しないためには筋幅の

半分程度の位置に通糸する必要があるのだが，前眼部虚血を避けるため前毛様体動脈を結紮してしまわないように注意する（図11）．内直筋後転術の追加は，上外直筋を結合し眼球脱臼を整復した後に術中牽引試験を行い，拘縮が認められれば行うのだが，術後外斜視を避けるため横山法施行後数か月後に行うほうが良いと考える．

おわりに

強度近視性内斜視では極端に進行すると固定斜視となるが，固定斜視に至るまでにはさまざまな段階があり，眼球脱臼の程度によって眼球運動制限が徐々に強くなることがわかっている．強度近視性内斜視と同様に外眼筋の走行異常を生じる内斜視については sagging eye syndrome[4] が知られている．Sagging eye syndrome では眼窩プーリー，特に外直筋と上直筋間を結合する LR-SR バンドが加齢により障害され，開散麻痺様の内斜視と小角度の上下斜視を生じるもので，強度近視性斜視のように眼球が脱臼することはなく，外転障害は認めない．強度近視性斜視でも LR-SR バンドは障害されるがこれは器械的，二次的に障害されるものと考えられる．また，最近になって，眼軸長と眼窩長の不均衡により生じる眼窩窮屈症候群（crowded orbital syndrome）が報告されている[5]．これは中等度から高度の近視で内斜視を呈し，眼球の筋円錐からの脱臼は軽度である．いずれも眼球と外眼筋の位置関係，プーリー等が関与しており，これらの疾患が全く関連のないものとは言い切れない．一部オーバーラップしていた

り，延長線上にあったりする疾患とも考えられる．よって，強度近視眼に生じたこれらの疾患においては，将来的に強度近視性内斜視として横山法を行うことも念頭に置いて，プリズム眼鏡処方や内直筋後転術に留めておき，外直筋の切除短縮はできる限り行わないようにしたいと筆者は考える．

文　献

1) Yokoyama T, Tabuchi H, Ataka S, et al：The mechanism of development in progressive esotropia with high myopia. Transactions of the 26th meeting. European Strabismological Association（de Faber JT, editor），Swets & Zeitlinger, Barcelona, pp. 218-221, 2000.
   Summary 強度近視性固定内斜視の病因が筋円錐からの眼球脱臼であることを解明した．
2) Yamaguchi M, Yokoyama T, Shiraki K：Surgical procedure for correcting globe dislocation in highly myopic strabismus. Am J Ophthalmol, **149**：341-346, 2010.
   Summary 強度近視性内斜視症の病因に基づく手術法（横山法）を示した論文．
3) Nishida Y, Hayashi O, Oda S, et al：A simple muscle transposition procedure for abducens palsy without tenotomy or splitting muscle. Jpn J Ophthalmol, **49**：179-180, 2005.
4) Rutar T, Demer JL："Heavy Eye"syndrome in the absence of high myopia：A connective tissue degeneration in elderly strabismic patients. J AAPOS, **13**：36-44, 2009.
5) Kohmoto H, Inoue K, Wakakura M：Divergence insufficiency associated with high myopia. Clin Ophthalmol, **5**：11-16, 2010.

MB OCULI. No. 93：52-58, 2020

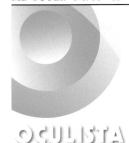

特集／斜視─基本から実践まで─

Sagging eye syndrome

後関利明*

Key Words： sagging eye syndrome, 固定内斜視(heavy eye syndrome), LR-SR バンド(LR-SR band), 遠見内斜視(distance esotropia), 上下回旋斜視(cyclovertical strabismus)

Abstract：眼窩プーリーは眼球赤道部を取り囲むように存在するスリーブ状の眼窩結合織で，外眼筋の機能的起始部として働き，さらに眼球の筋円錐から脱臼を予防している．眼窩プーリーは加齢の影響を受け変性し，進行すると sagging eye syndrome(SES)を呈する．外直筋プーリー，外直筋-上直筋(LR-SR)バンドの変性が左右同程度だと，開散麻痺様の遠見内斜視を，変性に左右差があると小角度の上下外方回旋斜視を認める．SES は，たるんだ眼瞼，上眼瞼溝の深掘れ，腱膜性眼瞼下垂のような眼周囲の特徴的な変化をきたす．SES は後天性複視の原因の第1位であり，発症は年齢とともに増加し，60%は女性である．SES は，1/3 の症例は平均 9⊿ の遠見内斜視を，2/3 の症例は平均 4⊿ の小角度の上下斜視を呈する．手術療法で複視の消失が可能である．また，診断・治療には固定内斜視との鑑別が重要となる．

眼窩プーリーとは

　プーリー(pulley)とは滑車のことで，生体内では力の方向が途中で変わる部分にある組織のことを指す．プーリーは眼以外にも，指の関節等に存在している．眼窩プーリーは眼球の赤道部を取り囲むように存在するスリーブ状の眼窩結合織[1][2](図 1)であり，眼窩プーリーを起点に外眼筋の作用方向が変わり，外眼筋の機能的起始部として働いている(図 2-b)．他に，眼球が筋円錐から脱臼することを防いでいる．また，眼球運動の際には眼窩プーリーから前方の外眼筋が収縮伸展し，後方の外眼筋は位置を変えない[1]．眼窩プーリーの組成はコラーゲン，エラスチン，平滑筋からなり，部位によってその割合が異なる[2]．外直筋プーリーと上直筋プーリーを結合する LR-SR バンドや外直筋プーリーは，厚みが 2～2.5 mm でコラー

ゲンが豊富であり，エラスチンや平滑筋細胞はわずかである[2]．そのため，LR-SR バンドや外直筋プーリーは加齢性変化を受けやすい．逆に内直筋プーリーと下直筋プーリーを結合する MR-IR バンドや内直筋プーリーは，平滑筋が豊富である[2]．

加齢に伴う眼窩プーリー変化

　Clark と Isenberg は加齢に伴い眼球運動が制限されることを報告[3]している．その制限は特に上転で著しく，上転の範囲は 80 歳代では 20 歳代の半分程度となる．さらに Clark と Demer は，この眼球運動制限の原因が，外眼筋や眼窩プーリーによる変化であることを MRI にて報告[4]している．内直筋プーリー，外直筋プーリーが加齢に伴い下方偏位することで上転が制限されると報告[4]している．

　Patel ら[5]は，斜視がない年齢 50±16 歳(mean±SD)を対象に，眼窩 MRI もしくは CT を 100 例 100 眼窩に対し撮影したところ，22～26% の眼窩

* Toshiaki GOSEKI，〒413-0012　熱海市東海岸町13-1　国際医療福祉大学熱海病院眼科，准教授

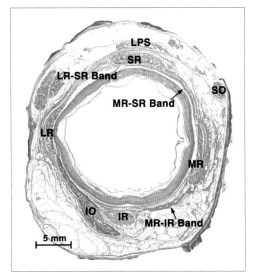

図 1. 右眼窩組織の冠状断（眼球赤道部）
マッソントリクローム染色（コラーゲン線維
は青く染まる，平滑筋は赤く染まる）．眼窩
プーリーは，眼球をリング状に取り囲むコ
ラーゲン線維として認められる．
外眼筋を取り囲む輪状構造物と，その輪状構
造物同士を結ぶ帯状のバンド組織からなる．
LR：外直筋，SR：上直筋，MR：内直筋，
IR：下直筋，IO：下斜筋，SO：上斜筋，
LPS：眼瞼挙筋
LR-SR Band：外直筋-上直筋バンド，MR-SR
Band：内直筋-上直筋バンド，MR-IR Band：
内直筋-下直筋バンド
（文献 2 Figure 1 より引用）

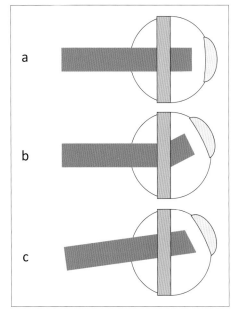

図 2. 眼窩プーリー模式図
眼球を側方からみた模式図．眼窩プーリー
（オレンジ）と外直筋（青）は赤道部後部にて接
している．眼窩プーリーが外直筋を覆うよう
に存在する．正面視(a)，上方視(b，c)．上
方視したとき，外眼筋は眼窩プーリーを軸に
b のように屈曲する．総腱輪を始点に外直筋
すべてが上方を c のように向くのではない．
上方視，下方視時には外直筋，内直筋が，右
方視，左方視時は上直筋，下直筋が同様に眼
窩プーリーから屈曲して動いている．

で LR-SR バンドの上耳側への弓状変化を伴って
いたと報告している．我々も 60 歳以上の視神経疾
患，年齢 71±4 歳の 17 例 34 眼窩の MRI を確認し
たところ，41.2％の眼窩で何らかの LR-SR バン
ドの変性を認めた[6]．

　以上より，加齢に伴い眼窩プーリーは変性する
が，眼窩プーリーが変性しても無症状の症例が存
在する．症状発現には，眼窩プーリーの変性の程
度が関与するのか，それともその他の要因がある
のかは不明である．

Sagging eye syndrome とは

　眼窩プーリーの加齢性変化がさらに進行する
と，複視が出現する．特に，外直筋プーリーはコ
ラーゲンを多く含むため加齢とともに菲薄化し，
下方に偏位しやすい．この外直筋プーリーの下方

偏位を"sag"といい，その現在分詞が"sagging"で
ある．2009 年 Rutar と Demer はこの加齢関連性
斜視を sagging eye syndrome(SES)として報告[7]
した．外直筋プーリーの下方偏位と同時に，LR-
SR バンドは進展・断裂し，さらに進行すると消失
する．外直筋プーリー，LR-SR バンドの変化が左
右対称（図 3-b）だと，開散麻痺様の遠見内斜視
(distance esotropia)を引き起こし，左右非対称
（図 3-c）であると外方回旋を伴う小角度の上下斜
視(cyclovertical strabismus)を発症する[8]．眼窩
プーリーの評価には眼窩 MRI が有用だが，SES 診
断のための眼窩 MRI 撮影の際には脂肪抑制を行
わないようにする必要がある．通常の眼窩 MRI で
は眼窩内の炎症を観察するため，脂肪抑制にて撮
影することが多いが，脂肪抑制をすると眼窩プー
リーの描出が困難となるので注意を要する．

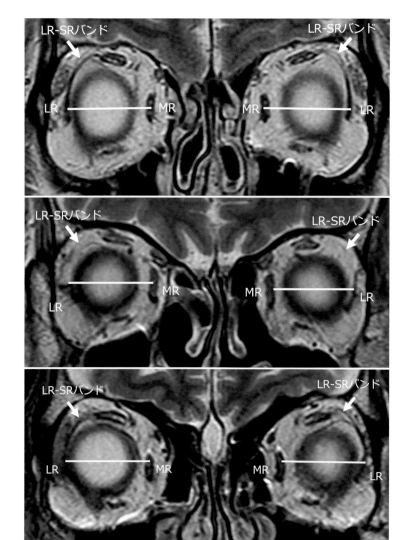

図 3. Sagging eye syndrome

眼窩 MRI，冠状断 T2 強調画像

a：正常．内直筋と外直筋が眼球中心と同じ高さに位置する．

b：遠見内斜視．外直筋が内直筋よりやや下方に位置し，上部が耳側に傾斜している．LR-SR バンドの断裂を認める．外直筋，LR-SR バンドの変化は両眼同程度である．

c：上下回旋斜視．左眼のみ外直筋の下方変位，上部耳側への傾斜を認める．左眼のみ LR-SR バンドが上直筋から断列していることが確認できる．

LR：外直筋，MR：内直筋，LR-SR バンド：外直筋–上直筋バンド

$$\frac{\frac{a}{b}}{c}$$

　SES の複視は緩徐な進行である．中年以降に発症し，最初は時々複視を訴える程度である．数年の単位で徐々に複視が恒常化する経過をたどる．ただし，眼外傷で眼窩プーリーが障害されると，複視は突如として出現することもある．

　SES は眼付属器の変性を伴い特徴的な顔貌（図4）を呈する[8]．Baggy eye-lids（たるんだ眼瞼），deep superior sulcus deformity（上眼瞼溝の深掘れ），腱膜性眼瞼下垂等が特徴的な所見である．また，眼瞼下垂症手術やフェイスリフト等の眼周囲手術を受けている可能性もあるので注意し問診を行う．

Sagging eye syndrome の発症率

　我々は日本と米国で SES の発症率の調査[6)9)]を行った．2014〜17 年に北里大学病院眼科に複視を主訴に訪れた 60 歳以上の患者を対象に後方視的カルテ調査を行った[6)]．対象患者は 236 例で，そのうち 57 例(24.2%)に MRI にて SES を示唆する眼窩プーリーの異常を認めた．次に，2015〜18 年に UCLA Stein Eye Institute 小児斜視部門に，複視を主訴に訪れた 40 歳以上の患者を対象に後方視的カルテ調査を行った[7)]．対象患者は 945 例で，そのうち 297 例(31.4%)が SES であった．対象年齢，人種，地域は異なるものの，どちらの研究も後天性複視の原因の第一は SES であり，対象患者の 1/4 程度，もしくはそれ以上の割合であった．

　Martinez-Thompson らが行ったコホート研究[10)]では，1985〜2004 年の 20 年間でミネソタ州の Olmsted County で新たに発生した 19 歳以上の斜視患者が 753 例であったと報告している．その内訳は 44.2% が麻痺性斜視，15.7% が輻湊不全，13.3% が小角度の上下斜視，10.6% が開散不全であった．この小角度の上下斜視と開散不全の合計 23.9%(13.3+10.6%)が SES である可能性がある．さらに Parks の 3 step test が感度 70% のため[11)12)]，上斜筋麻痺と診断された症例のなかに SES が紛れている可能性もあり，SES の割合は 23.9% よりさらに高くなる可能性がある．このコホート研究の結果からも SES が原因と思われる斜視が，多くの割合で発生している可能性があることが示唆された．

Sagging eye syndrome の年齢と性差

　我々の報告[9)]では，初診時年齢は SES 患者 71.2±9.9(mean±SD)歳で，その他の複視患者 64.4±11.9 歳より有意に高齢であり，複視患者中の SES の割合は年齢が上がるごとに増えていくことがわかった．40 歳代で 4.7%，50 歳代で 19.3%，60 歳代で 31.4%，70 歳代で 41.8%，80 歳代で 40.0%，90 歳以上で 60.9% であった．

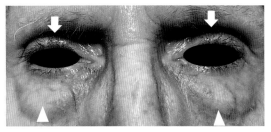

図 4．Sagging eye syndrome の顔貌
Baggy eye-lids(たるんだ眼瞼：矢頭)，deep superior sulcus deformity(上眼瞼溝の深掘れ：矢印)，腱膜性眼瞼下垂を特徴とする．

　SES 患者の約 60% は女性であり，既報[8)]でも女性有意であることが報告されている．また加齢性遠見内斜視に限っていうと既報[13)〜15)]では 69〜85% が女性である．SES の発生が女性有意である原因としては，女性ホルモンの影響があると考えられている．プロゲステロンやエストロゲンのような女性ホルモンはコラーゲン劣化を防いでいる[16)17)]．しかしながら，閉経後はこれらのホルモンは減少し眼窩プーリーの組成は変化する[17)]．そのため SES は女性有意に発症すると考えられている．

Sagging eye syndrome の分類と治療

　前述の通り SES は開散麻痺様の遠見内斜視と小角度の上下斜視の 2 つのタイプに分けられる．我々の報告[9)]ではその内訳は，35% は遠見内斜視を，65% は小角度の上下斜視(37% は上下斜視のみ，28% は水平斜視＋上下斜視)であった．平均斜視角は遠見内斜視で約 9Δ(近見は斜位)，上下斜視で約 4Δ であった．

　SES の治療は 59.6% が手術療法で，34.1% がプリズム眼鏡と報告[9)]されている．遠見内斜視の手術療法にはいくつかの報告がある．内直筋を弱化する手術[18)〜21)]，外直筋を強化する手術[18)〜21)]，外直筋を赤道部で吊り上げる手術[21)22)]，上直筋と外直筋を赤道部で連合する手術(横山法)[23)]等である．Chaudhuri らは，SES の内斜視を内直筋後転で矯正する際は，狙いの角度の倍の角度の手術量が必要だと報告[20)]している．一方，外直筋短縮前転や外直筋 plication は通常の手術量で効果を得られ

ると報告[20]している．外直筋の筋腹を赤道部で吊り上げる方法[22]は解剖学的には修復は可能だが定量性に欠ける．固定内斜視の治療のための上直筋-外直筋連合術（横山法）[24]を Morad らは遠見内斜視の治療のために用いたが再手術率が 50％と高値であったと報告[23]している．

　小角度の上下斜視の手術療法には，点眼麻酔下にて施行する段階的垂直筋切筋術（graded vertical rectus tenotomy：GVRT）[18][25][26]か，通常の垂直筋弱化または強化術が行われていた．GVRT は 10Δ までの上下斜視の矯正が可能で，通常の垂直筋斜視手術より侵襲が少ない[18][25]．我々の研究[9]では上下斜視は平均 4Δ であり，94％の症例が 10Δ 以下の上下斜視であった．そのため 72％の上下斜視の症例に GVRT が施行された．

　我々は遠見内斜視の矯正には，倍量矯正の内直筋弱化手術と通常矯正の外直筋強化手術の組み合わせで，小角度の上下斜視には GVRT を中心に手術を施行した．その結果，再手術率は 13.4％であり，最終的には全例で複視消失を認めている[9]．

　Chaudhuri と Demer[18]は平均 635 日の長期経過観察で 20％の症例で斜視の再発を認めたと報告している．このことからも，プーリーの加齢性変化は斜視手術後も続くと考えられる．以上より SES は術後も長期の経過観察が必要である．

Sagging eye syndrome と固定内斜視の鑑別

　第 26 回ヨーロッパ斜視学会（2000 年）にて Yokoyama らは強度近視に伴う内斜視の原因は，近視によって延長した眼球の後部が，外直筋と上直筋の間に脱臼するために発症すると報告した．さらに Aoki らによって追従する報告[27]がなされた．固定内斜視は，強度近視なら必ず発症するわけではない．眼球容積と眼窩容積のアンバランスが生じることによって，眼球が筋円錐内から行き場を失い，筋円錐外に脱臼し発症する．そしてその脱臼は，眼窩プーリーが一番脆弱な上直筋と外直筋の間に起こる．SES と固定内斜視の鑑別方法は，Tan と Demer が報告[28]している．MRI を用い測定した上直筋-眼球中心-外直筋のなす角度は SES では 104±11°，固定内斜視では 121±7°と有意に固定内斜視で大きいと報告[28]している．また，両疾患とも外直筋の下方への変位を認めるが，上直筋の鼻側への変位は固定内斜視のみに認め，SES は外直筋と眼球の間にスペースを認めるが，固定内斜視はそのスペースがない等の鑑別所見も報告[28]している．しかしながら Tan の研究に用いた MRI の撮影法は，視神経に垂直な面で片眼ずつ測定した quasi-coronal MRI であり，我々が日常で使用している両眼同時撮影の true-coronal MRI ではないため，結果の解釈には注意を要する．その 1 つに外直筋と眼球の間の距離がある．解剖学的に true-coronal MRI で得られる外直筋と眼球の間の距離は quasi-coronal MRI で得られるものより狭くなる．また，日常臨床では SES と HES の 2 つの病態をクリアーに分けることができない症例[29][30]も存在し，診断・治療に苦慮することも少なくはない．さらに，この混在する病態は近視が多いアジア人に多い可能性があり，その病態については本邦からの報告が待たれる．

最後に

　SES の概念が報告される前は，確定診断に至らず，曖昧な診断をしていた症例が多数あったと考えられる．開散の中枢は，橋，中脳または頭蓋椎骨接合部等，諸説あるが，未だ解明されていない[21]．そのため MRI で精査をしても原因がはっきりしない開散麻痺を多数経験した．このような開散麻痺様の遠見内斜視は，SES にて説明ができる可能性が高い．また，内下転制限がはっきりしない，小さな上下斜視を経験する．上斜筋麻痺の可能性は否定できないが，これも SES で説明可能なことが多い．後天性複視の診療には，今までの固定概念に捕らわれず診療に臨む必要がある．読者の皆様には，今後は後天発症の複視の患者を診察した際に，SES を鑑別に挙げてほしい．本稿が読者の皆様方，そして斜視や複視で苦しむ患者の助けになることを願う．

文　献

1）Demer JL, Oh SY, Poukens V：Evidence for active control of rectus extraocular muscle pulleys. Invest Ophthalmol Vis Sci, **41**：1280-1290, 2000.

2）Kono R, Poukens V, Demer JL：Quantitative analysis of the structure of the human extraocular muscle pulley system. Invest Ophthalmol Vis Sci, **43**：2923-2932, 2002.

3）Clark RA, Isenberg SJ：The range of ocular movements decreases with aging. J AAPOS, **5**：26-30, 2001.

4）Clark RA, Demer JL：Effect of aging on human rectus extraocular muscle paths demonstrated by magnetic resonance imaging. Am J Ophthalmol, **134**：872-878, 2002.

5）Patel SH, Cunnane ME, Juliano AF, et al：Imaging appearance of the lateral rectus-superior rectus band in 100 consecutive patients without strabismus. AJNR Am J Neuroradiol, **35**：1830-1835, 2014.

6）Kawai M, Goseki T, Ishikawa H, et al：Causes, background, and characteristics of binocular diplopia in the elderly. Jpn J Ophthalmol, **62**：659-666, 2018.

7）Rutar T, Demer JL："Heavy Eye"syndrome in the absence of high myopia：a connective tissue degeneration in elderly strabismic patients. J AAPOS, **13**：36-44, 2009.
　　Summary　SES を最初に報告した論文．

8）Chaudhuri Z, Demer JL：Sagging eye syndrome：connective tissue involution as a cause of horizontal and vertical strabismus in older patients. JAMA Ophthalmol, **131**：619-625, 2013.
　　Summary　多数例の SES をまとめた論文．SES の特徴について理解を深めることができる．

9）Goseki T, Suh SY, Robbins L, et al：Prevalence of Sagging Eye Syndrome in Adults with Binocular Diplopia. Am J Ophthalmol, **209**：55-61, 2020.
　　Summary　SES の臨床像を詳細に報告している論文．最新の SES の報告である．

10）Martinez-Thompson JM, Diehl NN, Holmes JM, et al：Incidence, types, and lifetime risk of adult-onset strabismus. Ophthalmology, **121**：877-882, 2014.

11）Demer JL, Kung J, Clark RA：Functional imaging of human extraocular muscles in head tilt dependent hypertropia. Invest Ophthalmol Vis Sci, **52**：3023-3031, 2011.

12）Manchandia AM, Demer JL：Sensitivity of the three-step test in diagnosis of superior oblique palsy. J AAPOS, **18**：567-571, 2014.

13）Ridley-Lane M, Lane E, Yeager LB, et al：Adult-onset chronic divergence insufficiency esotropia：clinical features and response to surgery. J AAPOS, **20**：117-120, 2016.

14）Mittelman D：Age-related distance esotropia. J AAPOS, **10**：212-213, 2016.

15）Godts D, Mathysen DG：Distance esotropia in the elderly. Br J Ophthalmol, **97**：1415-1419, 2013.

16）Kanda N, Watanabe S：Regulatory roles of sex hormones in cutaneous biology and immunology. J Dermatol Sci, **38**：1-7, 2005.

17）Shah MG, Maibach HI：Estrogen and skin. An overview. Am J Clin Dermatol, **2**：143-150, 2001.

18）Chaudhuri Z, Demer JL：Long-term Surgical Outcomes in the Sagging Eye Syndrome. Strabismus, **26**：6-10, 2018.

19）Lim L, Rosenbaum AL, Demer JL：Saccadic velocity analysis in patients with divergence paralysis. J Pediatr Ophthalmol Strabismus, **32**：76-81, 1995.

20）Chaudhuri Z, Demer JL：Medial rectus recession is as effective as lateral rectus resection in divergence paralysis esotropia. Arch Ophthalmol, **130**：1280-1284, 2012.

21）Pineles SL：Divergence Insufficiency Esotropia：Surgical Treatment. Am Orthopt J, **65**：35-39, 2015.

22）Clark TY, Clark RA：Surgical correction of an inferiorly displaced lateral rectus with equatorial myopexy. J AAPOS, **20**：446 e1-e3, 2016.

23）Morad Y, Pras E, Nemet A：Superior and Lateral Rectus Myopexy for Acquired Adult Distance Esotropia：A "One Size Fits All"Surgery. Strabismus, **25**：140-144, 2017.

24）Yamaguchi M, Yokoyama T, Shiraki K：Surgical procedure for correcting globe dislocation in highly myopic strabismus. Am J Ophthalmol, **149**：341-346 e2, 2010.

25）Chaudhuri Z, Demer JL：Graded vertical rectus tenotomy for small-angle cyclovertical strabismus in sagging eye syndrome. Br J Ophthalmol, **100**：648-651, 2016.

26）Brooks SE, Habib L：Graded Marginal Recession：A Surgical Technique to Correct Small Angle Vertical Deviations. J Pediatr Ophthalmol Strabismus, **53**：85-89, 2016.

27）Aoki Y, Nishida Y, Hayashi O, et al：Magnetic resonance imaging measurements of extraocular muscle path shift and posterior eyeball prolapse from the muscle cone in acquired esotropia with high myopia. Am J Ophthalmol, **136**：482-489, 2003.

28）Tan RJ, Demer JL：Heavy eye syndrome versus sagging eye syndrome in high myopia. J AAPOS, **19**：500-506, 2015.

29）後関利明：わかりやすい臨床講座「プーリーの異常と治療」．日本の眼科，**87**：1330-1335，2016.

30）蒲生真理，後関利明，市邊義章ほか：内斜視に倍量矯正角手術が奏功した一例．神経眼科，**35**：424-429，2018.

MB OCULI. No. 93：59−64, 2020

特集／斜視―基本から実践まで―

斜視との鑑別が必要な疾患

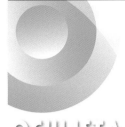

彦谷明子*

Key Words： 偽斜視(pseudostrabismus)，内眼角贅皮(epicanthus)，κ角異常(angle kappa abnormality)，黄斑偏位(macular heterotropia)，感覚性斜視(sensory strabismus)

Abstract：斜視との鑑別が必要な疾患は，外見上斜視にみえるが斜視のない偽斜視である．偽斜視には，内眼角贅皮による偽内斜視と，κ角異常による偽斜視がある．黄斑が耳側に偏位すると陽性κ角異常で偽外斜視になる．見かけ上の斜視は角膜反射光で，真の斜視は遮閉試験で診断し，整容的な治療を希望された場合は両眼視機能も考慮して治療を決める．感覚性斜視は視力障害によって両眼視機能を失い，二次的に斜視となったものである．斜視の診断にとどまらず，視力障害の原因になった疾患に気づかなければならない．特に乳幼児では，視力障害の最初のサインが斜視ということがある．斜視を主訴に受診してきた場合は，固視追視の可否，眼内の器質的病変の確認は必ず行う．

はじめに

　見かけ上は斜視があるようにみえるが，実際には眼位にずれがない状態を偽斜視という．偽斜視か真の斜視かを鑑別する必要があるが，乳幼児においては初診時の診察だけでは鑑別できないこともある．安易に偽斜視と断定しないほうが良い．また，偽斜視ではなく真の斜視がある場合にも斜視の診断だけで終わらせてはならない．斜視は視力低下により二次的に生じた感覚性斜視のこともあり，斜視だけに注目してその原疾患を見逃すことのないように注意しなければならない．特にまだ視力検査のできない乳幼児では，斜視は視力低下や眼内病変のサインとみなし，斜視と診断したら前眼部から眼底の異常の有無，視神経疾患を疑わせるような対光反射の異常の有無は，必ず確認しなければならない．

* Akiko HIKOYA，〒431-3192　浜松市東区半田山
1-20-1　浜松医科大学眼科学教室，病院准教授

偽斜視

　眼瞼の形状や強膜の露出具合に影響される．角膜反射で両眼の瞳孔中心に反射光があれば，大角度の斜視はないと判断できるが，小角度の斜視の有無は遮閉試験を行わないと判断できない．さらに，微小斜視は遮閉検査に加えて，4プリズム基底外方試験も用いて診断するが，乳児期には検出が難しい．また，第1眼位には眼位ずれがなくても，第2，第3眼位でずれがある斜視もあるので，眼球運動制限がないかを評価するとともに側方視や斜め方向での目つきにも注意を払う．側方視や斜め方向での眼位ずれが疑われた場合には，その方向での遮閉検査を行う．診察時に遮閉試験で斜視がなければ，ほぼ恒常性の斜視はないと診断できるが，間欠性斜視である可能性は残る．受診時の目つきと斜視が気になるときの目つきが同じであるのか，それとも受診時の目つきは良いが，気になるときの目つきはずれがもっと大きいのかを患者および患者家族等の付き添いに確認する．受

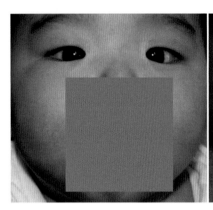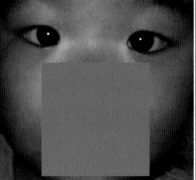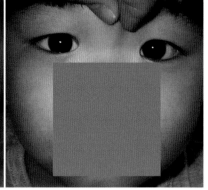

図 1. 内眼角贅皮に伴う偽内斜視　　　　　　　　　　　　　　　　　a｜b｜c

　a：9か月時．角膜反射は瞳孔中央にあるが，内眼角贅皮により両側の鼻側強膜が露出
　　　しておらず，内斜視にみえる．遮閉試験では斜視は検出されなかった．
　b：2歳6か月時．顔の成長によって，9か月時よりは鼻側強膜が露出している．
　c：2歳6か月時．鼻根部から皮膚をつまみ内眼角贅皮をひくと，内斜視にはみえない．
　　　4歳時の検査で，遮閉試験で斜視は検出されず，視力は両眼1.2，チトマスステレオテ
　　　ストでF（＋）A3/3 C8/9の良好な両眼視機能を確認できた．

診時と気になるときの目つきが異なるのであれ
ば，間欠性斜視の可能性が高い．間欠性斜視とし
ては，調節性内斜視，周期性内斜視，間欠性外斜
視，顕性の交代性上斜位等がある．

1．内眼角贅皮による偽内斜視

　日常診療で最もよく出会う偽斜視は，内眼角贅
皮によって鼻側強膜の露出が少なくなったり，な
くなったりしていることによる偽内斜視である
（図1）．家族が気づいたり，小児科医による健診
で斜視を疑われて受診することが多い．内眼角贅
皮とは，上眼瞼から下方に向かって内眼角を覆う
半月状のひだである．内眼角贅皮は鼻梁の発達と
ともに軽減する傾向にあるので，年長児や成人よ
りも乳幼児にみられやすい．まだ視力や立体視検
査のできない年齢で受診してくることが多いが，
生後6か月以降であれば遮閉試験を行うことがで
きる．安易に角膜反射光のみで評価し，「乳幼児は
内眼角贅皮による偽内斜視が多いが，成長ととも
になくなる可能性がある」等の説明をせず，遮閉
試験を施行すべきである．真の斜視で受診した場
合も，ひとたび眼科医に「偽内斜視である」と診断
されれば，その後に斜視を主訴に眼科受診をする
機会は失われてしまう．内眼角贅皮による見かけ
上の内斜視に加えて，真の内斜視も合併すること
があるというつもりで検査をする．診察時に遮閉
試験で斜視がなく，立体視に異常がなければ，初

診の診察のみで「間欠性斜視の合併は完全には否
定できないが，内眼角贅皮もあり，ほぼ偽斜視と
考えて問題ないだろう」と伝えても良い．3歳未満
で視力検査や立体視検査がまだできない場合は，
遮閉試験で斜視がないからといって，初診の段階
で「偽斜視であるから問題ない」と断定しないほう
が良い．間欠性斜視や微小斜視が合併している場
合，視力や立体視の発達が不十分なおそれもあ
る．「おそらく偽内斜視であるが，視機能が順調に
育っているか経過をみる」という方針を伝え，再
診させるようにする．屈折検査で遠視が検出され
た場合は，後に真の斜視が検出されることが多
い[1]ので，屈折検査の結果も重要である．内眼角
贅皮は，ダウン症候群やターナー症候群のような
症候群に伴う所見である場合もあるので，内眼角
贅皮がみられたら，そのほかの顔貌の特徴，全身
状態や発達にも注意を向け，症候群が疑われた場
合には小児科との連携も必要である．

　偽斜視の後にみられる真の斜視の割合を調査し
た研究は海外からいくつか報告がある．初診時に
偽斜視であった症例（初診時2か月から5歳）を1
年以上追跡したできた331症例を後ろ向きに検討
した調査では，アトロピン調節麻痺下で＋1.50 D
以上の遠視を伴う症例では24％に後に真の斜視
を検出したが，屈折異常を伴わない症例では
1.65％であった[1]．集団ベースのビッグデータを

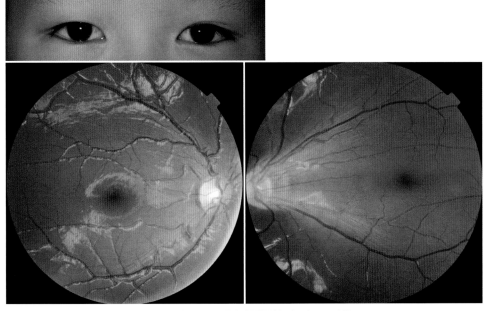

図 2. κ角異常に伴う偽外斜視（6 歳 8 か月）
右眼の角膜反射は瞳孔中央にあるが，左眼は瞳孔中央よりも鼻側にみられた．
矯正視力は右(1.0)左(0.3)であり，遮閉試験では正位であった．左眼に未熟児網
膜症光凝固治療の既往があり，牽引乳頭，黄斑耳側偏位を認めた．

用いた後ろ向きコホート研究では 3 歳以下で偽斜
視と診断された 17,885 例中 1,725 例(9.6%)が後
に真の斜視と診断され，偽斜視と診断された幼児
は後に斜視を発症するリスクが高いことを示し
た[2]．Sefi-Yurdakul らも，後ろ向きのカルテレ
ビューで，最初に偽斜視と診断された 65 例(63 例
が偽内斜視)，平均月齢 29.26 か月(4〜120 か月)
を平均 25.2 か月経過観察し，8 例(12%)に真の斜
視が検出されたと報告し，両眼視不良と矯正視力
低下が危険因子であった[3]．

2. κ角異常

κ角異常では，角膜反射では反射光が瞳孔中心
からずれるが，真の斜視ではない．Hirschberg 法
や Krimsky 法では評価できないので，遮閉試験で
真の斜視であるかどうかを判断する．見かけ上斜
視であるが，遮閉試験では斜視はない例(図 2)，
あるいは見かけ上は外斜視であるが，実際は内斜
視の例もある(図 3)．網膜疾患による黄斑偏位で
はκ角異常を生じる．網膜が耳側に牽引された場
合は，黄斑部が耳側へ偏位し，陽性κ角になる．
陽性κ角では偽外斜視を呈する．黄斑偏位は，未
熟児網膜症(retinopathy of prematurity：ROP)，

家族性滲出性硝子体網膜症(familial exudative
vitreoretinopathy：FEVR)，色素失調症等の血管
増殖性疾患や胎生血管系遺残(persistent fetal
vasculature：PFV)，網膜上膜，糖尿病網膜症等
さまざまな疾患で生じる．広く用いられている病
名ではないが，未熟児網膜症の黄斑偏位による偽
斜視を 1797 年生まれのドイツの詩人の名から
Annette von Droste-Hülshoff syndrome と呼び，
Alfieri らは，黄斑偏位による偽斜視は真の斜視と
は異なることに注意を促した[4]．Laura らは見か
け上の眼位と遮閉試験での眼位が一致しない場合
は，眼底の異常に留意すべきであると提言してい
る[5]．ROP や FEVR では眼底周辺部の無血管野は
鼻側よりも耳側に多いために，耳側に発症した血
管新生，増殖組織によって網膜が牽引，伸展され，
血管の直線化とともに耳側への黄斑偏位を呈する
ことが多い．したがって，偽外斜視の症例をみる
機会が多いが，牽引の原因となる増殖の位置に
よっては，偽内斜視や偽上(下)斜視を呈する例も
ある．黄斑偏位を認めても視力が良好な例もあ
り，その場合は立体視も認められる．

整容的な面からκ角異常に伴う斜視の矯正を希

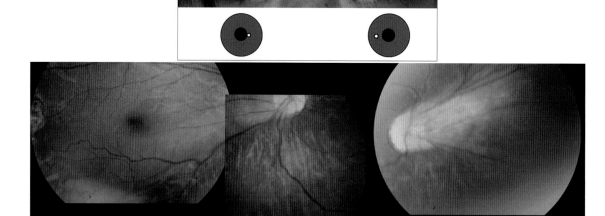

図 3. κ角異常に伴う偽外斜視と真の内斜視(29 歳)
角膜反射は両眼とも瞳孔中央よりも鼻側にみられた．矯正視力は右(0.3)左(0.3)で，
交代プリズム遮閉試験では遠見 16⊿ 内斜視，近見正位であった．両眼に未熟児網膜
症光凝固治療の既往があり，両眼に牽引乳頭，黄斑耳側偏位を認めた．

望された場合は，見かけ上の斜視に真の斜視を伴うのか否かを確認する．真の斜視を伴わない場合は，見かけ上の斜視を矯正することにより真の斜視を形成することになる．すなわち，陽性κ角に伴う見かけ上の外斜視の症例で真の斜視は伴わない場合，見かけ上の外斜視を矯正した場合は，真の内斜視となる．黄斑偏位があっても，視力が良好で両眼視機能がある症例では，真の内斜視になると同側性複視を自覚し，日常生活に支障をきたすので，見かけ上の外斜視の矯正は勧められない．一方で，片眼に抑制がかかっており，真の内斜視になっても複視を自覚しないような症例に対しては，見かけ上の斜視の矯正により真の内斜視になることを説明したうえで，斜視手術を行うこともある．見かけ上の斜視に真の斜視を合併している場合で，見かけ上の斜視と真の斜視の方向が一致している場合は手術の良い適応である．Foster らは，ROP の瘢痕による黄斑耳側偏位による陽性κ角に伴って過小評価される真の内斜視症例に対して，真の斜視角はプリズム遮閉試験で，見かけ上の斜視角は Krimsky 法で定量した．Krimsky 法で定量した量を目標に斜視手術を施行し，真の内斜視は残存するものの瞳孔中心に角膜反射

を得られた[6]．林らは ROP の瘢痕による両眼の黄斑耳側偏位のある 100⊿ を超える外斜視に対して，両眼に前後転術を施行した．見かけ上の外斜視は残存するが斜視角は減少した[7]．両報告ともに整容的な患者の満足が得られたと報告されている．見かけ上の外斜視に真の内斜視を合併しているような，見かけ上の斜視と真の斜視の方向が逆の場合は，特に術後の見え方を想定したうえで斜視手術を検討する必要がある．Bianchi らは，ROP 後の黄斑偏位で偽外斜視と真の内斜視を合併した 5 症例を報告した[8]．大川らは，FEVR に伴う黄斑鼻側偏位による偽内斜視と真の間欠性外斜視を合併する症例を報告した[9]．見かけ上は正位に近い眼位を呈しており，斜視手術は行わなかった．

感覚性斜視

感覚性斜視は，片眼または両眼の視力障害が原因で両眼視の破綻をきたし，二次的に斜視になったものである．未矯正の不同視弱視，白内障，緑内障，角膜混濁等の角膜疾患，黄斑・網膜疾患，視神経疾患等のあらゆる視力低下をきたす疾患が原因になる．斜視の診断にとどまらず，視力障害の原因になった疾患の診断と治療が必要である．

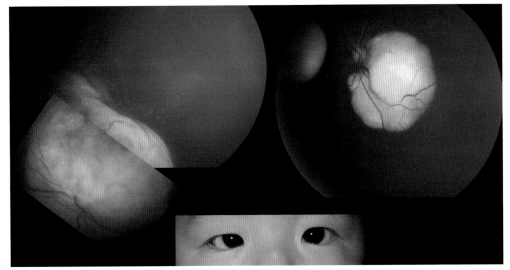

図 4. 感覚性内斜視(11 か月)
内斜視を主訴に初診し,両眼の網膜芽細胞腫と診断された.国際分類で右眼 D 左眼 B である.
嫌悪反射は右眼にみられ,左眼の固視追視は良好であった.

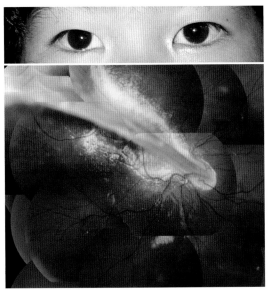

図 5. 感覚性外斜視(9 歳)
視力右(0.05)左(1.2),右眼に鎌状網膜剥離を認めた.

表 1. 網膜芽細胞腫の初発症状

初発症状	％
白色瞳孔	69.3
斜視	13.2
結膜充血	4.8
低視力	2.3
角膜異常	1.9
眼瞼腫脹	1.3
眼球突出	0.5
その他	6.2
不明	0.5
計	100.0

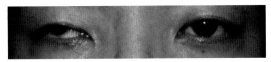

図 6. 感覚性外上斜視(30 歳)
2 年前に外傷による右眼眼球破裂と外傷性視神経
症で失明した.視力がないので遮閉試験での斜
視角の定量は不可能である.Krimsky 法で定量
する.

特に乳幼児では,視力障害の最初のサインが斜視
ということがある(図 4, 5).例えば,網膜芽細胞
腫の初発症状は白色瞳孔が最も多いが,2 番目に
多い症状は斜視である(表 1)[10].斜視をみたら視
力低下を疑い,視力検査を行えない年齢であれば
固視追視,嫌悪反射の有無で判断する.対光反応
を確認し,屈折検査と前眼部から眼底の器質的病
変の検索を行う.感覚性斜視では,視力低下から
数週～数十年で斜視が出現する.早期は共同性で
あるが筋の拘縮が起こると眼球運動制限を生じ
る.下斜筋・上斜筋過動や,A-V 型を伴うことも
ある.感覚性外斜視と感覚性内斜視は 5 歳未満の
小児では同頻度で発生するが,5 歳以上では感覚
性外斜視のほうが多い[11].感覚性外上斜視を呈す
ることもある(図 6).

感覚性斜視と診断したら，原疾患の治療を優先する．原疾患の治療を行い，視力の向上が得られると斜視がみられなくなることもあるが，残ることもある．残った斜視に対して整容的な治療希望があれば手術適応がある．

文　献

1) Jacobs HB：Pseudostrabismus：an audit. Br J Ophthalmol, **62**：763-764, 1978.
2) Ryu WY, Lambert SR：Incidence of strabismus and amblyopia among children initially diagnosed with pseudostrabismus using the Optum® dataset. Am J Ophthalmol, pii：S0002-9394(19)30546-X, 2019. doi：10.1016/j.ajo.2019.10.036.
   Summary 3歳以下で偽斜視と診断された幼児は，後に斜視を発症するリスクが高いことを示した文献．
3) Sefi-Yurdakul N, Tuğcu B：Development of Strabismus in Children Initially Diagnosed with Pseudostrabismus. Strabismus, **24**：70-73, 2016.
   Summary 偽斜視と診断された小児は，後に斜視が検出されやすく，両眼視不良と矯正視力低下が危険因子であると報告した文献．
4) Alfieri MC, Maqli A, Chiosi E, et al：The Annette von Droste-Hulshoff syndrome. Pseudostrabismus due to macular ectopia in retinopathy of prematurity. Ophthalmic Paediatr Genet, **9**：13-16, 1988.
5) Laura B, Wilkinson B：Pseudo-strabismus secondary to macular heterotropia：a case report and literature review. Br Ir Orthopt J, **6**：75-78, 2009.
6) Foster RS, Metz HS, Jampolsky A：Strabismus and pseudostrabismus with retrolental fibroplasia. Am J Ophthalmol, **79**：985-989, 1975.
7) 林　顕代，追分俊彦，奥村詠里香ほか：黄斑偏位を伴う大角度の外斜視に対し斜視手術を施行した一例．日視能訓練士会誌，**45**：109-112, 2016.
8) Bianchi PE, Guagliano R, Salati R, et al：Esotropia and pseudoexotropia in acute ROP sequelae：clinical features and suggestions for treatment. Eur J Ophthalmol, **6**：446-450, 1996.
9) 大川晴美，後藤郁子，手塚聡一ほか：大きな陰性 κ 角に伴う偽内斜視を呈する間歇性外斜視の1例．日眼紀，**44**：445-448, 1993.
10) 網膜芽細胞腫全国登録委員会：網膜芽細胞腫全国登録(1975-1982)．日眼会誌，**96**：1433-1442, 1992.
11) Sidikaro Y, von Noorden GK：Observations in sensory heterotropia. J Pediatr Ophthalmol Strabismus, **19**：12-19, 1982.

MB OCULI. No. 93：65-71, 2020

特集／斜視―基本から実践まで―

斜視の非観血療法
―プリズムの応用―

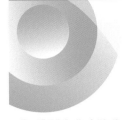

高﨑裕子*1　　長谷部佳世子*2

Key Words： プリズムアダプテーションテスト(prism adaptation test：PAT)，プリズム中和(prism neutralization-tion)，斜視角の増加現象(eat up the prism)，両眼単一視(binocular single vision：B. S. V.)，定量(target angle for surgery)

Abstract：プリズムアダプテーションテスト(PAT)は斜視の術前に術後の状態を予測できる利点がある．予め測定した斜視角をプリズムで中和した場合に起こる動面の変化は感覚面の順応状態を反映するものと捉えられるため，この眼位変化を含めて量定すれば良好な予後が得られる．PATは主に後天内斜視に用いられてきたが外斜視にも適用があり，遮閉試験や＋3.0 D負荷試験と同様に外斜視の病型を分類できる．PATの実施で重要な点は，1つ目は，基本の斜視角測定を正しく行うことである．この測定が不正確であれば，その後の過程が不正確になるため良好な手術予後は期待できない．2つ目は，眼位だけではなく両眼視の状態をあわせて把握することである．PATの理解が深められるように，手順はフローチャートで示し，症例での実際と結果の解釈について解説した．PATは斜視の量定に有用な検査である．

はじめに

　斜視の治療には屈折矯正，視能矯正訓練，薬物，プリズム等の非観血療法がある．本題のプリズムは斜視角の測定のほかに，正常両眼視の獲得，複視や眼精疲労等の代償不全症状に対する治療に活用される[1)2)]．プリズムアダプテーションテスト(prism adaptation test：PAT)は，内斜視における感覚面と運動面の順応状態が把握できる有用な検査として評価されている．本稿では内斜視だけではなく，外斜視にも応用したPATの概要と実際を提示し，PATの理解を深めたい．

PATの概要

1．歴　史

　PATを内斜視手術に応用した報告は，ウエファプリズム(後にフレネル膜プリズムに発展)が臨床の場に登場した1960年代に始まる[3)~5)]．PATの目的は良好な矯正効果を得るための基準になる斜視角を決定することにある．PAT下の眼位変化は感覚面の順応状態の強弱を反映するものと捉えて，この眼位変化を考慮した内斜視の量定をすれば良好な予後を得られやすいことが，臨床的に知られてきた．そのエビデンスは後述する1990年代の報告で示された．

2．内斜視

　斜視手術，特に内斜視手術の予後は斜視角の測定精度に左右され，斜視角が過小評価されると低矯正，過大評価されると過矯正となる．そのため量定の基準となる斜視角の正確な検出が重要とな

*1 Hiroko TAKASAKI，〒701-0193　倉敷市松島288　川崎医療福祉大学リハビリテーション学部視能療法学科，特任教授
*2 Kayoko HASEBE，〒700-8505　岡山市北区中山下2-6-1　川崎医科大学総合医療センター眼科

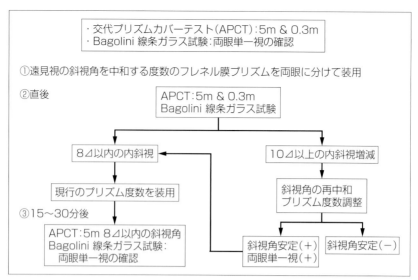

図 1. 内斜視に対する prism adaptation test の手順

る．手術予後は斜視角（運動面）の大小だけではなく，感覚面にも影響されるため予測が難しい．しかし，PAT は個々の症例の感覚面の順応状態を眼位変化の反応として把握できるため，術後の眼位をある程度予測できる利点がある．したがって，術後に極端な過矯正や低矯正に終わることなく，適正な矯正効果が得られるのが特徴である[6]．

PAT では眼位をプリズムで中和したときに，眼位が変化して斜視角が増減する特有の現象がみられる場合がある．このような場合，プリズム度数を増減して眼位の再中和を試み，増減分を加減した斜視角を手術の量定とする．興味があるのは，増減分を考慮した量定で手術を行っても過（低）矯正にならないという点である．1990 年の後天内斜視 199 例を対象にした米国での無作為化多施設共同研究による追試では，PAT 後の眼位変化を基準に手術した場合のほうが，すなわち増大した斜視角を含めたほうが，もとの斜視角を基準に手術した場合よりも手術成績が良好であったと報告されている[7]．採用した方法は少し異なるが，1993 年の 77 例の後天内斜視を対象とした我が国での追試でも，同様の結果が報告されている[8]．

PAT は個々の感覚面の順応状態の程度に左右されるので，正常な両眼視があって，両眼の視力に差がなければ，正しく測定された斜視角に応じ

たプリズム度数で斜視角が中和されるかぎり，眼位に増減は生じない．しかし，片眼弱視，網膜の対応異常，抑制等の感覚異常があれば中和されずに眼位に増減が生じる．なかでも内斜視角が増加する現象は"eat up the prism"と呼ばれる．この現象は，感覚面の順応（異常両眼視）の程度が強い場合に多くみられ[9][10]，eat up the prism をきたす場合は，手術の適応ではないと判断される．

3．外斜視

間欠性外斜視の手術では，潜在する斜視角をすべて検出できなければ低矯正になることが多い．プリズム遮閉試験や交代プリズム遮閉試験だけでは全斜視角を検出することは容易でないため，+3.0 D 負荷試験や 30 分程度の遮閉試験を用いてきた．PAT はこれらの試験と同様に，眼位コントロールに重要な役割を担っている融像運動，これは即時性と緩徐性で構成されているが，そのうちの緩徐性の融像運動で制御されている斜視角を露呈させる作用がある[11]．PAT の利点として，潜在する斜視角成分が検出されることに加えて，偽開散過多型と真の開散過多型を鑑別できること，基礎型で PAT 後に病型が変化した例は良好な治療予後を得る率が高いという報告がある[12]．

4．非共同性斜視

内斜視と外斜視が PAT の適応であるが，PAT

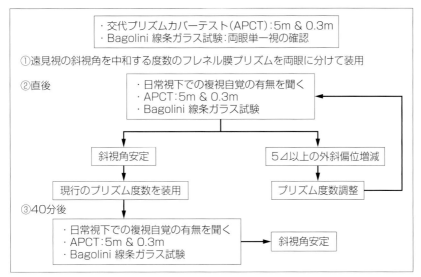

図 2. 外斜視に対する prism adaptation test の手順

は上下斜視のようなむき眼位で斜視角が異なる非共同性斜視にも応用でき，上斜筋麻痺に応用した報告もある[13].

PAT の実際

1．内斜視

内斜視に対する PAT の手順を図 1 に示す．内斜視の PAT のポイントは，プリズム中和後 15〜30 分間順応させた状態で眼位が中和され，また，再検査で中和状態が確認されれば装用のプリズム度数を基準に手術を行う点である．一方，中和直後の検査で眼位に内斜視がみられる場合は，増加分を加えて再中和し，15〜30 分間順応の後に再検査して中和状態が確認されれば，装用のプリズム度数を基準に手術を行う．したがって，手術の量定は元の斜視角ではなく，増加分を加えた斜視角が手術の量定の基準となる．

ただし，中和という意味は，斜視角が完全に矯正されなくても，周辺融像による異常両眼単一視が可能とみなされる，顕性の残余斜視が 8〜10Δ 程度であれば良い．

2．外斜視

外斜視に対する PAT の手順を図 2 に示す．外斜視の PAT のポイントは，斜位成分を含めた外斜視（外斜偏位）が少しでもみられたならば，増加分を加えて中和を行う点である．わずかであっても外斜偏位を引き出すためには，40 分間の PAT を行うのが望ましい[14].

また，成人のなかには PAT で網膜の対応異常が原因と思われる背理性の複視が自覚される場合があるが，術後には正常な両眼視が獲得されることは少なくない．そのためには，術前に斜視角を中和するプリズム眼鏡をたとえ数分であっても日常生活で使用させて，術後の感覚をシミュレーションしておくことが重要である．

3．PAT の実践例

PAT の実践例を内斜視と外斜視のそれぞれ 3 例を解説する．

不正確な測定に基づく PAT は斜視角の増減が正しく判定できないので，斜視角の測定では細心の注意を払う必要がある．内斜視では顕性斜視のみを検出することが望ましいが，単眼プリズム遮閉試験では斜視角が中和されるプリズム度数が明確にならない場合も多く容易な検査手技ではない．そこで PAT 開始時の斜視角は，まず遮閉-遮閉除去試験で眼位の動きを観察して斜視と斜位の程度を確認した後，交代プリズム遮閉試験を行い，最も安定した眼位の動きを得たプリズム度数を基準にすると良い．内斜位成分が含まれていたとしても予後に影響するとは考え難いからであ

眼鏡レンズ度数：R)＋3.75D　L)＋4.25D
APCT(cc)　　　　S.G. test(cc)
　5m　30⊿ET　　5m　R)supp.(+)
0.3m　35⊿ET’　0.3m　R)supp.(+)

➤PAT

R)15⊿B.O.　L)15⊿B.O.
＜直後＞
S：複視の自覚なし
O：APCT　　　　　S.G. test
　5m　2⊿ET　　　5m　R)supp.(+)
0.3m　8⊿ET’　0.3m　B.S.V.(+)
＜20分後＞
S：複視の自覚なし
O：APCT　　　　　S.G. test
　5m　10⊿ET　　5m　B.S.V.(+)
0.3m　12⊿ET’　0.3m　B.S.V.(+)

(略語)
APCT：alternate prism cover test, 交代プリズム遮閉試験
S.G.test：Bagolini striated glasses test, バゴリーニ線条ガラス試験
supp.：suppression, 抑制
B.O.：base out, 基底外方
B.S.V.：binocular single vision, 両眼単一視

図 3. 症例 1

る. 外斜視, 特に間欠性外斜視ではすべての斜位成分を検出するように, 交代プリズム遮閉試験で十分に両眼の融像を除去することが大切である.

両眼視検査では検査結果の信頼性について注意を払う. 特に小児では, 検査前に具体的な回答方法を教えておくことが必要である.

症　例

症例1：4 歳, 女児(図3)

現病歴：2 歳頃, 左眼が内斜することに気づき眼科専門医で眼鏡を処方され経過観察されていたが, 斜視が残存するため手術を目的に受診した.

＜解　説＞

①PAT 直後, 残余内斜視が 10⊿ 以内であれば十分に周辺融像による異常両眼単一視がなされていると判断されるので, PAT を追加する必要はない. 症例によっては残余内斜視が 12〜14⊿ であっても周辺融像が可能の場合もあるので 10⊿ にこだわらなくて良い.

②30⊿ を手術の量定とする. 完全に内斜視が矯正されなくても周辺融像による異常両眼視単一視の獲得が予測される.

③近見時にのみ両眼視を認める症例もあるが, 残余内斜視が 10⊿ 以内で安定すれば周辺融像による両眼視の獲得が期待できるので, PAT を繰り返す必要はない.

症例2：4 歳, 男児(図4)

現病歴：2 歳 2 か月頃に小児科医に内斜視を指摘される. 眼科専門医で処方された眼鏡を装用しても内斜視が軽減しないため受診した.

＜解　説＞

①PAT 直後は右眼の抑制を検出しているが, 残余内斜視が 10⊿ 以内であれば周辺融像による異常両眼単一視が期待されるので, PAT を繰り返さなくても良い.

②プリズム度数を 25⊿ に増加したところ, 初回の PAT と同程度の内斜視が検出されている. S. G. test では抑制が検出されているが, 異常両眼単一視を維持するための融像運動(eat up the prism)と推察される.

③極端な eat up the prism 現象がみられる場合は, 程度の強い異常両眼単一視が存在すると考えられるため, 手術の適応はないと判定する. 片眼の交代遮閉を行い異常両眼視を正常に回復させてから再度 PAT を試みることもある.

④この症例は手術が可能であり量定は 40⊿ とする.

眼鏡レンズ度数:R)＋2.00D　L)＋2.00D
APCT(cc)　　　S.G. test(cc)
　5m　40⊿ET　　5m　R)supp.(＋)
0.3m　45⊿ET'　0.3m　L)supp.(＋)

➢PAT

R)20⊿B.O.　L)20⊿B.O.
＜直後＞
S:複視の自覚なし
O:APCT　　　　S.G. test
　5m　2⊿ET　　5m　R)supp.(＋)
0.3m　4⊿ET'　0.3m　R)supp.(＋)
＜20分後＞
S:複視の自覚なし
O:APCT　　　　S.G.test
　5m　10⊿ET　　5m　R)supp.(＋)
0.3m　14⊿ET'　0.3m　R)supp.(＋)

⇒

R)25⊿B.O.　L)25⊿B.O. に変更
＜直後＞
S:複視の自覚なし
O:APCT　　　　S.G. test
　5m　2⊿ET　　5m　R)supp.(＋)
0.3m　6⊿ET'　0.3m　R)supp.(＋)
＜20分後＞
S:複視の自覚なし
O:APCT　　　　S.G. test
　5m　12⊿ET　　5m　alternate supp.(＋)
0.3m　14⊿ET'　0.3m　R)supp.(＋)

図 4. 症例 2

眼鏡レンズ度数:R)－1.25D　L)－2.25D
APCT(cc)　　　　S.G. test(cc)
　5 m　50⊿ET　　　　5m　R)supp.(＋)
0.3m　(50+6)⊿ET'　0.3m　L)supp.(＋)

➢PAT

R)25⊿B.O.　L)25⊿B.O.
＜直後＞
S:5m & 0.3m 複視の自覚あり
O:APCT　　　　S.G. test
　5m　2⊿ET　　5m　crossed diplpoia
0.3m　8⊿ET'　0.3m　crossed diplopia
＜20分後＞
S:複視の自覚なし
O:APCT　　　　S.G. test
　5m　12⊿ET　　5m　crossed diplopia
0.3m　12⊿ET'　0.3m　B.S.V.(＋)

図 5. 症例 3

APCT(sc)　　　S.G.test(sc)
　5m　35⊿XT　　5m　L)supp.(＋)
0.3m　10⊿X'　0.3m　B.S.V.(＋)

➢PAT

R)20⊿B.I.　L)15⊿B.I.
＜直後＞
S:複視の自覚なし
O:APCT　　　　S.G. test
　5m　2⊿X　　5m　B.S.V.(＋)
0.3m　6⊿E'　0.3m　B.S.V.(＋)

(略語)B.I.:base in, 基底内方

図 6. 症例 4

することに気づき，手術を希望して受診した．

＜解　説＞

①遠見よりも近見時の斜視角が小さい場合でも，遠見時の斜視角を基準に PAT を行う．

②この症例のように PAT 直後から近見時の斜視角が増加する場合と，近見時に同側性複視を伴う内斜視であっても外斜視となり，基礎型となる症例もある．

症例 5：6 歳，男児(図 7)

現病歴：1 歳 8 か月頃から右眼が時々外斜することに気づき，近医受診．半年ごとに経過をみていたが，最近外斜が目立つため紹介され受診した．

＜解　説＞

①遠見より近見の斜視角が小さい場合でも，遠見時の斜視角を基準に PAT を行う．

症例 3：10 歳，女児(図 5)

現病歴：3 歳頃，内斜視に気づき，眼科専門医で経過観察されていたが手術を目的に受診した．

＜解　説＞

①交差性複視が自覚されてもプリズム量は変更しない．

②手術の定量基準は 50⊿ である．

③複視に反応して抑制に変化する症例もある．

④S.G. test で複視が自覚されても日常視で複視が自覚されなければ問題ない．

症例 4：6 歳，女児(図 6)

現病歴：3 歳 7 か月頃から遠見時に左眼が外斜

APCT(sc)　　　S.G. test(sc)
　5m　30⊿XT　　5m　R)supp.(+)
0.3m　4⊿X'　　0.3m　B.S.V.(+)

➤PAT

R)15⊿B.I.　L)15⊿B.I.
＜直後＞
S:近見:複視の自覚あり
O:APCT　　　　　S.G. test
　5m　2⊿X　　　5m　B.S.V.(+)
0.3m　20⊿ET'　0.3m　uncrossed diplopia
＜40分後＞
S:近見:複視の自覚あり
O:APCT　　　　　S.G. test
　5m　2⊿X　　　5m　B.S.V.(+)
0.3m　16⊿ET'　0.3m　B.S.V.(+)
※＋3.0D 負荷試験
APCT　　　　　　S.G.test
0.3m　2⊿X'　　　0.3m　B.S.V.(+)

図 7. 症例5

APCT(sc)　　　　　　　S.G. test(sc)
　5m　35⊿XT, R/L3⊿H　　5m　R)supp.(+)
0.3m　40⊿XT', R/L3⊿H'　0.3m　alternate supp.(+)

➤PAT

R)20⊿B.I.　L)15⊿B.I.
＜直後＞
S:5m & 0.3m 複視の自覚あり
O:APCT　　　　　　　　　　S.G. test
　5m　4⊿XT, R/L3⊿HT　　　5m　uncrossed diplopia
0.3m　6⊿XT', R/L3⊿HT'　0.3m　uncrossed diplopia
＜40分後＞
S:5m & 0.3 m 複視の自覚あり
O:APCT　　　　　　　　　　S.G. test
　5m　4⊿XT, R/L3⊿HT　　　5m　uncrossed diplopia
0.3m　6⊿XT', R/L3⊿HT'　0.3m　uncrossed diplopia

図 8. 症例6

②PAT でも近見時の内斜視が変化しない場合は，真の開散過多型と判断する．

③真の開散過多型では，両眼の外直筋後転を選択することが多い．

④近見内斜視が＋3.0 D 負荷試験で消失するかどうか確認する．

症例6：8歳，男児(図8)

現病歴：2歳頃，外斜に気づき，眼科専門医で半年ごとに経過観察を受けていたが，外斜視が悪化したため受診した．

＜解　説＞

①PAT で同側性(背理性)の複視が自覚されても日常視下で複視の自覚がない，あるいは複視が自覚されても斜視角が安定していれば，35⊿ を手術の量定とする．

②小児では，術後に良好な眼位が維持されて両眼単一視を獲得することが多い．

③同側性(背理性)複視が自覚される場合は，日常生活で外斜視を中和するプリズム眼鏡(R)20⊿B. I., L)15⊿B. I.)を装用させる．装用はわずかな時間でも良く，1週間程度経過すると複視が消失する(気にならなくなる)ことが多い．

おわりに

症例を示しながらPAT の有用性と方法につい

て解説した．正しく測定された斜視角を基準にプリズム中和を行い，眼位だけではなく，個々の両眼視の状態を把握したうえでPAT を行うことが大切である．

謝　辞

岡山大学医学部名誉教授 大月　洋 先生のご高閲に感謝致します．

文　献

1) 大月　洋：内斜視に対するプリズム治療．コンパクト眼科学8上下斜視・眼筋麻痺の治療(増田寛次郎，小口芳久，湖崎　克編)，金原出版，pp. 43-55，1994.
　Summary　斜視に対するプリズム応用法を解説している本．
2) Véronneau-Troutman S：Tests using prism. Prisms in the medical and surgical management of strabismus(Craven L ed)，Mosby, St. Louis, pp. 95-105, 1994.
3) Bérard PV：Prisms：Their therapeutic use in strabismus. International strabismus symposium：An evaluation of the present status of orthoptics, pleoptics and related daiagnositic and treatment regimes(S Karger)，Basel, pp. 339-344, 1968.
4) Aust W, Welge-Lussen L：Preoperative and postoperative changes in the angle of squint following long-term, pre-operative prismatic compensation. Transactions of the first congress of

the international strabismological association
(Fells P, ed), Henry Kimptom, London, pp. 217-
242, 1971.

5) Bérard PV : The use of prisms in the pre-and
post-operative treatment of deviation in comi-
tant squint. Transactions of the first congress of
the international strabismological association
(Fells P, ed), Henry Kimpton, London, pp. 227-
234, 1971.

6) Scott WE, Thalacker JA : Preoperative prism
adaptation in acquired esotropia. Ophthalmolog-
ica, **189** : 49-53, 1984.

7) Prism adaptation study research group : Efficacy
of prism adaptation in the surgical management
of acquired esotropia. Arch Ophthalmol, **108** :
1248-1256, 1990.
Summary PAT の有用性を無作為化多施設共同
研究で示した文献.

8) Ohtsuki H, Hasebe S, Tadokoro Y, et al : Preop-
erative prism correction in patients with
acquired esotropia. Graefe's Arch Clin Exp Oph-
thalmol, **231** : 71-75, 1993.

9) Jampolsky A : A simplified approach to strabis-
mus diagnosis. Symposium on strabismus :
Transaction of the New Orleans academy of
ophthalmology (CV Mosby), St. Louis, pp. 66-75,
1971.

10) Bagolini B : Objective evaluation of sensorial and
sensorimotorial status in esotropia : their impor-
tance in surgical prognosis. Br J Ophthalmol,
69 : 725-728, 1985.

11) 大月　洋 : プリズムアダプテーションテスト. 日
本の眼科, **71** : 1189-1192, 2000.
Summary PAT の方法と斜視角の増減反応につ
いて考察した文献.

12) Ohtsuki H, Hasebe S, Kono R, et al : Prism adap-
tation response is useful for predicting surgical
outcome in selected types of intermittent exo-
tropia. Am J Ophthalmol, **131** : 117-122, 2001.

13) Ohtsuki H, Hasebe S, Kono R, et al : Prognostic
factors for successful outcome with preopera-
tive prism adaptation test in patients with supe-
rior oblique muscle palsy. Acta Ophthalmol
Scand, **77** : 536-540, 1999.

14) 菅澤　淳 : 最大斜視角の検出について. 日本の眼
科, **75** : 833-836, 2004.

全日本病院出版会のホームページに
“きっとみつかる特集コーナー”ができました!!

- ☺学会売上好評書籍のご案内や関連特集本コーナーで欲しい書籍が見つかりやすくなりました。
- ☺定期雑誌の最新号や、新刊書籍の情報をすばやくお届けします。
- ☺検索キーワードの入力でお探しの本がカンタンに見つかる、便利な「検索機能」付きです。
- ☺雑誌・書籍の目次、各論文のキーポイントも閲覧できます。

click

全日本病院出版会	検索

zenniti.com

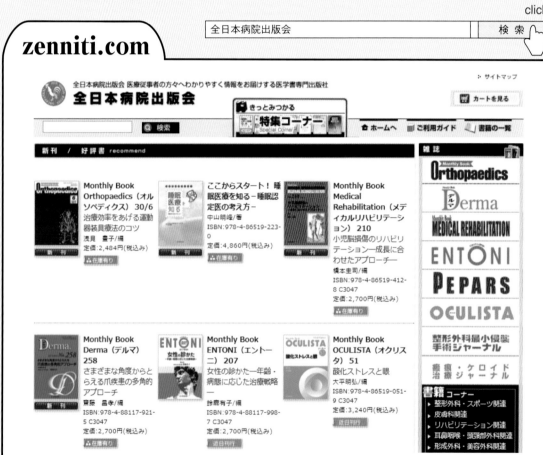

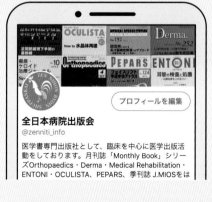

全日本病院出版会
@zenniti_info

医学書専門出版社として、臨床を中心に医学出版活動をしております。月刊誌「Monthly Book」シリーズOrthopaedics・Derma・Medical Rehabilitation・ENTONI・OCULISTA、PEPARS、季刊誌J.MIOSを…

全日本病院出版会　公式 twitter 始めました!

弊社の書籍・雑誌の新刊情報、好評書のご案内を中心に、タイムリーな情報を発信いたします!
全日本病院出版会公式アカウント (**@zenniti_info**) をぜひご覧ください!

 全日本病院出版会　〒113-0033 東京都文京区本郷 3-16-4　Tel:03-5689-5989
www.zenniti.com　Fax:03-5689-8030

MB OCULI. No. 93：73-77, 2020

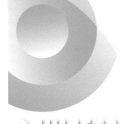

特集／斜視―基本から実践まで―

斜視のトピックス

根岸貴志*

Key Words： 間欠性外斜視(intermittent exotropia)，Duane 症候群IV型(type 4 Duane syndrome)，後天共同性内斜視(acquired esotropia)，スマホ内斜視，Plication，App for strabismus

Abstract：斜視領域における近年の話題について紹介する．間欠性外斜視に対する米国の多施設スタディの結果として，前後転術と両眼後転術に予後の有意差がないこと，片眼遮閉治療にエビデンスが薄いこと，自然経過で悪化することは稀であることが報告された．Duane 症候群は従来Ⅰ～Ⅲ型に分類されていたが，患眼を内転させようとすると外転するタイプがみつかり，Ⅳ型と提唱されている．スマートフォンによる診断アプローチとして3つのアプリを紹介する．後天共同性内斜視いわゆるスマホ内斜視について現在わかっていることを列挙する．筋強化術の一つである Plication についてその利点と欠点について述べる．

はじめに

　斜視は古くから研究が行われており，形態から機能，治療のみならず社会的側面までさまざまなアプローチで多くの論文が古来発表されている．斜視とひとくくりにされるが，先天的な要素，後天的な要素，成長に伴う発達の側面，運動機能，共同運動，骨格，神経支配といったことから，不同視や感覚異常等といったことまで，さまざまな因子が総合的に絡み合った結果が斜視として表現されているに過ぎない．その経路の中間に存在するブラックボックスがあまりに大きいことから，他の眼科疾患に比べて時代に伴う革新的な研究成果が現れにくい領域であるともいえる．しかしながら，病態の解明や診断・治療の方法に関する研究は絶え間なく行われており，本特集においてもいくつかのあたらしい知見が他稿で述べられている．本稿ではそれらに加え，このところ解明されてきた病態，診断法，治療における多施設研究等

を紹介することで，斜視のトピックスについて述べる．

間欠性外斜視の大規模スタディー

　アメリカ小児眼科斜視学会(American Academy of Pediatric Ophthalmology and Strabismus：AAPOS)が支援する多施設研究 PEDIG (Pediatric Eye Disease Investigation Group)は，過去に不同視弱視，鼻涙管閉塞，遠視，未熟児網膜症等，多くの課題に対する前向き研究を設計し，その研究成果を発表している．間欠性外斜視に対する研究は2010年から始まり，現在も進行中である．ここではその最新の研究結果について紹介する．

　基礎型間欠性外斜視に対する手術法として，両眼外直筋後転術と片眼前後転術をランダム化比較試験した多施設研究が報告された[1]．197名の3～11歳の患者を2群にランダムに割り付け，3年間の経過を半年ごとに追った．予後不良と判断した10△ 以上の外斜視，術後内斜視，術後両眼視機能悪化，再手術といった患者は，両眼外直筋後転術

* Takashi NEGISHI, 〒113-8421　東京都文京区本郷2-1-1　順天堂大学医学部眼科学講座，准教授

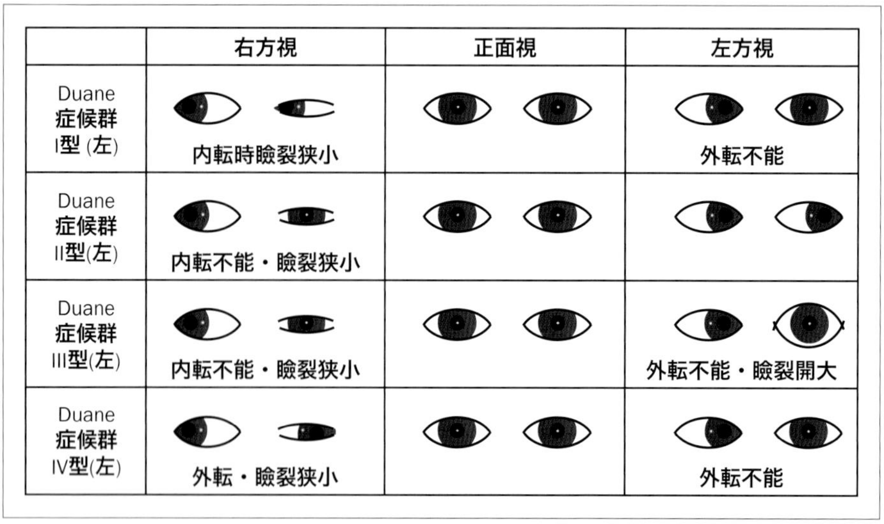

図 1. Duane 症候群の分類
Duane 症候群では，正面視でも内斜視・外斜視を呈する場合がある．
内転時に上下偏位を起こすこともしばしばみられる．

で 46%，片眼前後転術で 37% であり，統計学的有意差がなかった．このことから，小児の基礎型間欠性外斜視に対する手術として，両眼外直筋後転と片眼前後転術のどちらかを推奨することはできないと結論づけている．

間欠性外斜視の治療として，片眼遮閉について報告された[2]．1〜3 歳の間欠性外斜視患者 200 名に毎日 3 時間の遮閉訓練を行うかどうかランダムに割りつけた．悪化は両群とも 2% 台で統計学的有意差はみられず，片眼遮閉を行うエビデンスは不十分であると結論づけている．

未治療の間欠性外斜視を 3 年間経過観察した結果について報告された[3]．予後不良と判断した 10 Δ 以上の外斜視，術後内斜視，術後両眼視機能悪化，再手術といった患者は，15% にみられたということであるが，著者自身およびコメントでも指摘されているとおり，この数値は母集団の選択バイアスや平均年齢によって過大評価されていると考えられ，立体視の悪化や恒常性外斜視への移行は少なく，斜視角は不変かわずかな改善がみられたと結論づけている．

Duane 症候群 IV型

Duane 症候群は従来 I〜III 型に分類され，それぞれ外転障害，内転障害，内外転障害を呈する異常神経支配であると考えられていたが，僚眼の外転により患眼を内転させようとすると，むしろ患眼が外転する状態（共同開散運動）がみられ，Duane 症候群 IV 型と分類する提唱がなされている（図 1）．これは動眼神経の外直筋支配が強く，内直筋の支配が弱いために，患眼を内転させようと動眼神経が働くと外転が惹起され，共同的開散運動が起きるものと考えられている．非常に珍しい異常神経支配であるが，Duane 症候群の他のタイプとは異なる眼球運動を示すため，Duane 症候群 IV 型と分類することを提唱している[4]．

スマートフォンによる診断アプローチ

斜視の診断に関してテクノロジーを用いたものがいくつか発表されている．

Eye TILT：スマートフォンのジャイロセンサーを用いて頭部傾斜の測定を行うアプリケーション（図 2, 3）．患者の頭部傾斜にあわせてリアルタイムに角度が計測される[5]．

9Gaze：スマートフォンで 9 方向眼位を撮影するためのアプリ（図 4〜6）．中央に表示される瞼裂に合わせて撮影した 9 枚の写真を 1 画面に合成する[6]．

EyeTurn：斜視角を測定するスマートフォンアプリ．現在非公開．Schepens eye research insti-

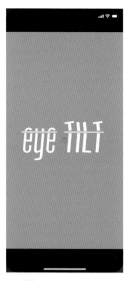

図 2. eye TILT

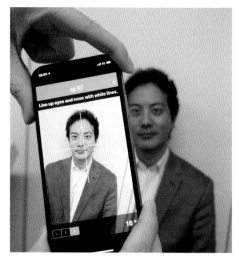

図 3. eye TILT 撮影風景
画面の十字を顔の傾きに合わせると
角度が画面右下に表示される.

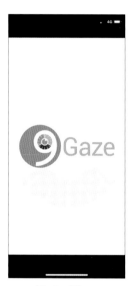

図 4. 9Gaze

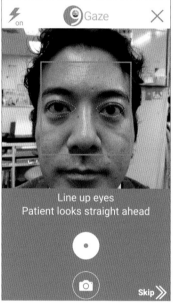

図 5. 9Gaze 撮影時
中央の瞼裂に合わせて写真を
9 枚撮影する.

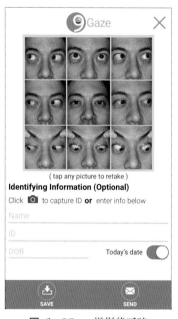

図 6. 9Gaze 撮影終了時
9 方向眼位を撮影して 1 枚の
写真にまとめられる.

tute で行われている研究段階のアプリで，自動認識された角膜円の中心と角膜反射の距離を測定し，斜視角を計測する．大型弱視鏡よりも過大評価される傾向があったが，プリズム遮閉検査との相関性が良好だったと報告されている[7].

　このような新たなテクノロジーを用いた検査法については，低価格で始められるスマートフォンを用いたものや，専用機器を用いた高価格なもの

まで存在するが，世界的に広まってスタンダード化する前にデバイスやコンピュータといったハードウェアのアップデートが進み，ソフトウェアのアップデートが遅れて陳腐化し，結局 1 世代で開発も終了して広まらないということが時折みられる．導入にあたっての慎重な姿勢も大切であるが，売れないことには開発も継続されないというジレンマが存在する．

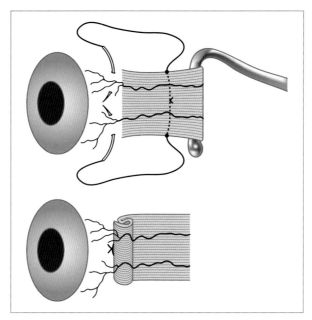

図 7. Plication

後天共同性内斜視

　いわゆるスマホ内斜視として，注目を集めている．スマートフォンやタブレット型端末等の ICT 機器（Information and Communication Technology 機器）の長時間使用が発症のきっかけと考えられる後天性内斜視が報告されている[8]．発症の本質的な原因や疫学等についてはまだ調査がなされている最中であるが，ICT 機器の使用時間，中等度の近視，両眼視機能不全等が発症の背景にあるのではないかと考えられている．症状としては複視を訴えることもあるが，緩徐に悪化して自覚に乏しい場合もある．ICT 機器の使用中止によって，内斜視が消失する割合が一定数存在するが，遷延する場合には手術や A 型ボツリヌス毒素注射による内直筋の減弱が行われる．

Plication

　外眼筋手術における強化術には，切腱を伴う前転法と，切腱しない Plication があるが，近年 plication に注目が集まっている．もともと古くからある手術法ではあるが，2007 年に Mojon が極小切開斜視手術（minimally invasive strabismus surgery：MISS）に応用し[9]，2012 年に Wright らが Mini-plication を[10]，2014 年に Chaudhuri らが長期経過を発表した[11]ことで広まりをみせている．筋を折りたたんで強膜に縫い付ける方法で，循環を維持し，短期的には術後の過矯正が少なく，縫合糸を切れば可逆性もある程度保たれるというのがメリットである（図 7）．長期的には前転術のほうが成功率は高かったという報告もある[12]が，前転術に比べて術式がシンプルであり，取り入れる術者が増えている．

まとめ

　羅列的な記述ではあるが，斜視のトピックスとして筆者が気になったものを列挙した．間欠性外斜視という本邦では最もありふれた病態に対して，あらためて前向き多施設研究を行おうとする米国の研究努力には敬服するし，そのいずれの結果も興味深い．高齢化に伴って sagging eye syndrome（他稿）という加齢性の病態がわかってきたことや，iPhone の発明がスマートフォンの過剰使用による内斜視を引き起こした可能性も注目すべきである．病態だけでなく診断や治療についても新知見が報告されていることから，知識のアップデートを忘らないよう自戒を込めて注意したい．

文　献

1）Pediatric Eye Disease Investigator Group：A

Randomized Trial Comparing Bilateral Lateral Rectus Recession versus Unilateral Recess and Resect for Basic-Type Intermittent Exotropia. Ophthalmology, **126**：305-317, 2019.

2）Pediatric Eye Disease Investigator Group： A Randomized Trial Comparing Part-time Patching with Observation for Intermittent Exotropia in Children 12 to 35 Months of Age. Ophthalmology, **122**：1718-1725, 2015.

3）Pediatric Eye Disease Investigator Group： Three-year observation of children 3 to 10 years of age with untreated intermittent exotropia. Ophthalmology, **126**：1249-1260, 2019.

4）Schliesser JA, Sprunger DT, Helveston EM： Type 4 Duane Syndrome. J AAPOS, **20**：301-304, 2016.

5）eye TILT：https://www.seevisionllc.com/copy-of-9gaze

6）9Gaze：https://www.seevisionllc.com/9gaze

7）Pundlik S, Tomasi M, Liu R, et al：Development and Preliminary Evaluation of a Smartphone App for Measuring Eye Alignment. Transl Vis Sci Technol, **8**(1)：19, 2019.

8）吉田朋世，仁科幸子，松岡真未ほか：Information and communication technology 機器の使用が契機と思われた小児斜視症例．眼科臨床紀, **11**(1)：61-66, 2018.

9）Mojon DS： Comparison of a new, minimally invasive strabismus surgery technique with the usual limbal approach for rectus muscle recession and plication. Br J Ophthalmol, **91**：76-82, 2007.

10）Leenheer RS, Wright KW： Mini-plication to treat small-angle strabismus：A minimally invasive procedure. J AAPOS, **16**(4)：327-330, 2012.

11）Chaudhuri Z, Demer JL：Surgical outcomes following rectus muscle plication： a potentially reversible, vessel-sparing alternative to resection. JAMA Ophthalmol, **132**：579-585, 2014.

12）Alkharashi M, Hunter DG：Reduced surgical success rate of rectus muscle plication compared to resection. J AAPOS, **16**：327-330, 2012.

FAX による注文・住所変更届け

改定：2015 年 1 月

　毎度ご購読いただきましてありがとうございます．

　読者の皆様方に小社の本をより確実にお届けさせていただくために，FAX でのご注文・住所変更届けを受けつけております．この機会に是非ご利用ください．

◇ご利用方法

　FAX 専用注文書・住所変更届けは，そのまま切り離して FAX 用紙としてご利用ください．また，注文の場合手続き終了後，ご購入商品と郵便振替用紙を同封してお送りいたします．**代金が 5,000 円をこえる場合，代金引換便とさせて頂きます．**その他，申し込み・変更届けの方法は電話，郵便はがきも同様です．

◇代金引換について

　本の代金が 5,000 円をこえる場合，代金引換とさせて頂きます．配達員が商品をお届けした際に，現金またはクレジットカード・デビットカードにて代金を配達員にお支払い下さい(本の代金＋消費税＋送料)．(※年間定期購読と同時に 5,000 円をこえるご注文を頂いた場合は代金引換とはなりません．郵便振替用紙を同封して発送いたします．代金後払いという形になります．送料は定期購読を含むご注文の場合は頂きません)

◇年間定期購読のお申し込みについて

　年間定期購読は，1 年分を前金で頂いておりますため，代金引換とはなりません．郵便振替用紙を本と同封または別送いたします．送料無料，また何月号からでもお申込み頂けます．

　毎年末，次年度定期購読のご案内をお送りいたしますので，定期購読更新のお手間が非常に少なく済みます．

◇住所変更届けについて

　年間購読をお申し込みされております方は，その期間中お届け先が変更します際，必ずご連絡下さいますようよろしくお願い致します．

◇取消，変更について

　取消，変更につきましては，お早めに FAX，お電話でお知らせ下さい．

　返品は，原則として受けつけておりませんが，返品の場合の郵送料はお客様負担とさせていただきます．その際は必ず小社へご連絡ください．

◇ご送本について

　ご送本につきましては，ご注文がありましてから約 1 週間前後とみていただきたいと思います．お急ぎの方は，ご注文の際にその旨をご記入ください．至急送らせていただきます．2～3 日でお手元に届くように手配いたします．

◇個人情報の利用目的

　お客様から収集させていただいた個人情報，ご注文情報は本サービスを提供する目的(本の発送，ご注文内容の確認，問い合わせに対しての回答等)以外には利用することはございません．

　その他，ご不明な点は小社までご連絡ください．

株式会社 全日本病院出版会　　〒113-0033 東京都文京区本郷 3-16-4-7F
電話 03(5689)5989　FAX03(5689)8030　郵便振替口座 00160-9-58753

FAX 専用注文書

年　　月　　日

○印	MB　OCULISTA 5周年記念書籍	定価(税込)	冊数
	すぐに役立つ眼科日常診療のポイント—私はこうしている—	10,450 円	

(本書籍は定期購読には含まれておりません)

○印	MB　OCULISTA	定価(税込)	冊数
	2021 年 1 月〜12 月定期購読(No. 94〜105：計 12 冊)(送料弊社負担)	41,800 円	
	2020 年バックナンバーセット(No. 82〜93：計 12 冊)(送料弊社負担)	41,800 円	
	No. 92　再考！脈絡膜疾患診療	3,300 円	
	No. 91　職業性眼障害のマネージメント	3,300 円	
	No. 90　眼科開業の New Vision—医療界の変化を見据えて—	3,300 円	
	No. 89　眼科不定愁訴と疾患症候のギャップを埋める	3,300 円	
	No. 88　スマホと眼 Pros & Cons	3,300 円	
	No. 87　ここまでできる緑内障診療	3,300 円	
	No. 84　眼科鑑別診断の勘どころ 増大号	5,500 円	
	No. 72　Brush up 眼感染症—診断と治療の温故知新— 増大号	5,500 円	
	No. 60　進化する OCT 活用術—基礎から最新まで— 増大号	5,500 円	
	No. 48　眼科における薬物療法パーフェクトガイド 増大号	5,500 円	
	その他号数（号数と冊数をご記入ください） No.		

○印	書籍・雑誌名	定価(税込)	冊数
	ストレスチェック時代の睡眠・生活リズム改善実践マニュアル	3,630 円	
	美容外科手術—合併症と対策—	22,000 円	
	ここからスタート！眼形成手術の基本手技	8,250 円	
	超アトラス 眼瞼手術—眼科・形成外科の考えるポイント—	10,780 円	
	PEPARS No. 87 眼瞼の美容外科 手術手技アトラス 増大号	5,500 円	
	PEPARS No. 147 美容医療の安全管理とトラブルシューティング 増大号	5,720 円	

お名前	フリガナ ㊞	診療科
ご送付先	〒　　－　　　　□自宅　　□お勤め先	
電話番号		□自宅　　□お勤め先

雑誌・書籍の申し込み合計
5,000 円以上のご注文
は代金引換発送になります

—お問い合わせ先—
㈱全日本病院出版会営業部
電話　03(5689)5989

FAX 03(5689)8030

年　　月　　日

住 所 変 更 届 け

お 名 前	フリガナ	
お客様番号		毎回お送りしています封筒のお名前の右上に印字されております8ケタの番号をご記入下さい。
新お届け先	〒　　　　　都 道 　　　　　　府 県	
新電話番号	（　　　　）	
変更日付	年　　月　　日より	月号より
旧お届け先	〒	

※ 年間購読を注文されております雑誌・書籍名に✓を付けて下さい。

- ☐ Monthly Book Orthopaedics（月刊誌）
- ☐ Monthly Book Derma.（月刊誌）
- ☐ 整形外科最小侵襲手術ジャーナル（季刊誌）
- ☐ Monthly Book Medical Rehabilitation（月刊誌）
- ☐ Monthly Book ENTONI（月刊誌）
- ☐ PEPARS（月刊誌）
- ☐ Monthly Book OCULISTA（月刊誌）

FAX 03-5689-8030

全日本病院出版会行

Monthly Book OCULISTA バックナンバー一覧

通常号 3,000 円＋税　　　増大号 5,000 円＋税

No. 21 以前のバックナンバー，各目次等の詳しい内容はホームページ（www.zenniti.com）をご覧ください．

達人に学ぶ！
最新緑内障手術のコツ

編集企画／島根大学教授　　　　　谷戸　正樹

編集主幹：村上　晶　順天堂大学教授
　　　　　高橋　浩　日本医科大学教授

No. 93　編集企画：
杉山能子　金沢大学非常勤医員

Monthly Book OCULISTA　No. 93

2020 年 12 月 15 日発行（毎月 15 日発行）
定価は表紙に表示してあります.
Printed in Japan

発行者　　末 定 広 光
発行所　　株式会社　全日本病院出版会
〒 113-0033 東京都文京区本郷 3 丁目 16 番 4 号 7 階
　　　　　電話（03）5689-5989　Fax（03）5689-8030
　　　　　郵便振替口座 00160-9-58753
印刷・製本　三報社印刷株式会社　　　電話（03）3637-0005
広告取扱店　㈱メディカルブレーン　電話（03）3814-5980

Ⓒ ZEN・NIHONBYOIN・SHUPPANKAI, 2020